口腔黏膜病标准数据集

程　斌　吴　桐　主编

科学出版社

北京

内 容 简 介

　　本书通过对口腔黏膜病门诊常见各类疾病（口腔黏膜感染性疾病、口腔黏膜变态反应性疾病、口腔黏膜溃疡类疾病、口腔黏膜大疱性疾病、口腔斑纹类疾病、口腔黏膜肉芽肿性疾病、唇舌疾病及性传播疾病等）的现病史、既往史、检查、检验及治疗等相关数据元的规范和整理，结合患者人口学信息及其他共性数据形成包括 12 个模块的口腔黏膜病标准数据集。全书内容丰富、信息量大，采用表格形式呈现，以方便读者理解和参照。数据集由模块名称、子模块名称、数据元名称、数据元值域及参考标准组成，可为医务工作者及医院信息化行业从业人员提供科学合理的口腔黏膜病标准化数据元参考，以及为相关的科研活动奠定基础。

图书在版编目（CIP）数据

口腔黏膜病标准数据集 / 程斌，吴桐主编 . —北京：科学出版社，2022.3
ISBN 978-7-03-071698-9

Ⅰ . ①口… 　Ⅱ . ①程… 　②吴… 　Ⅲ . ①口腔黏膜疾病 – 标准 – 数据集 – 中国
Ⅳ . ① R781.5-65

中国版本图书馆 CIP 数据核字（2022）第 034867 号

责任编辑：戚东桂 / 责任校对：张小霞
责任印制：赵 博 / 封面设计：龙 岩

科 学 出 版 社 出版
北京东黄城根北街16号
邮政编码：100717
http://www.sciencep.com

天津市新科印刷有限公司 印刷
科学出版社发行　各地新华书店经销

*

2022年3月第 一 版　开本：787×1092　1/16
2022年3月第一次印刷　印张：10 1/4
字数：331 000
定价：58.00元
（如有印装质量问题，我社负责调换）

《口腔黏膜病标准数据集》编委会

主 编 程 斌 吴 桐

副主编 夏 娟 陈小冰

编 委 （按姓氏汉语拼音排序）

陈谦明（浙江大学医学院附属口腔医院）　　刘宏伟（北京大学口腔医院）

陈晰娟（中山大学附属口腔医院）　　　　　唐国瑶（上海交通大学医学院附属新华医院）

陈小冰（中山大学附属口腔医院）　　　　　陶人川（广西医科大学附属口腔医院）

程 斌（中山大学附属口腔医院）　　　　　陶小安（中山大学附属口腔医院）

范 媛（南京医科大学附属口腔医院）　　　王 娟（中山大学附属口腔医院）

何莉红（中山大学附属口腔医院）　　　　　王 智（中山大学附属口腔医院）

洪 筠（中山大学附属口腔医院）　　　　　王文梅（南京大学医学院附属口腔医院）

胡钦朝（中山大学附属口腔医院）　　　　　吴 婕（中山大学附属口腔医院）

华 红（北京大学口腔医院）　　　　　　　吴 桐（中山大学附属口腔医院）

黄宇蕾（中山大学附属口腔医院）　　　　　夏 娟（中山大学附属口腔医院）

李晓旭（中山大学附属口腔医院）　　　　　杨灵澜（中山大学附属口腔医院）

李媛媛（中山大学附属口腔医院）　　　　　曾 昕（四川大学华西口腔医院）

周　　刚（武汉大学口腔医院）　　　　　　　　　　周永梅（上海交通大学医学院附属第九人民医院）

周红梅（四川大学华西口腔医院）

秘　书　黄宇蕾　陈晰娟

致谢广州知汇云科技有限公司以下工作人员对数据集提供的技术支持

刘　翔　王博涵　杨　栋　刘凯玲　胡启民

致谢广东省卫健委给予高水平医院建设省级财政专项资金支持

前　言

　　近年来，大数据、人工智能已经成为时代热词，"人工智能+"涌现在我们生活中的每一处。习近平总书记强调，我们要推动实施国家大数据战略，加快建设数字中国，更好服务我国经济社会发展和人民生活改善。医疗大数据人工智能化是实施健康中国战略的重要一环，但医疗数据因为其来源的特殊性及复杂性，在收集、分析、应用、转化上都存在着一定的困难，所以人工智能+医疗项目面临巨大挑战。同时，医疗大数据承载着重要的个人信息，其广泛应用是实现传统医学模式向"精准医学"转变的必要前提和核心动力。因此，打破以往医疗数据仅仅偏向于业务操作的扁平化管理模式，通过现代化技术对医疗大数据进行分析，释放医疗数据的价值，是发展现代医疗事业的必由之路。

　　口腔黏膜病是口腔专科门诊的一大类常见病，其病因复杂、种类繁多，与机体全身状态关系密切，其诊疗过程通常涉及传统牙科学较少涉及的实验室检查、诊断技术和药物处理，因此口腔黏膜病数据全面涵盖临床、检查、检验、药房、管理等业务科室，数据整合较为复杂。口腔黏膜病的专科数据管理在国内处于起步阶段，即使在口腔专科医院，也缺少成熟的专门针对口腔黏膜病的专科病历系统，更缺乏统一的数据中心和数据治理工具。数据散落在医院各个业务系统中，数据综合查询需要直接访问各个子系统数据库，成本高、效率低，宝贵的数据很难有效利用，更无法起到对临床质量、运营管理决策、科研分析等支持的作用，是口腔黏膜病临床诊疗与研究发展的痛点。

　　因此，建立临床数据治理体系和标准化的临床数据挖掘应用平台，经过数据的集成、标准化与深度加工处理，形成统一、完整、高效的临床科研数据源，是实现口腔黏膜病数据智能化管理的迫切需求，而口腔黏膜病标准数据集正是上述工作得以实现的基石。为此中山大学附属口腔医院联合广州知汇云科技有限公司，偕同国内知名院校口腔黏膜病学专家，以口腔黏膜病专科门诊应用场景为出发点，通过对口腔黏膜感染性疾病、口腔黏膜变态反应性疾病、口腔黏膜溃疡类疾病、口腔黏膜大疱性疾病、口腔斑纹类疾病、口腔黏膜肉芽肿性疾病、唇舌疾病、性传播疾病等口腔黏膜病门诊常见各类疾病的现病史、既往史、检查、检验及治疗等相关数据元的规范和整理，结合患者人口学信息及其他共性数据形成包括 12 个模块的口腔黏膜病标准数据集，完成本书的编写。

　　由于口腔黏膜病种类繁多，数据整合较为复杂，难免出现疏漏，我们会根据临床医师日后实际应用及反馈意见给予修订和增补，继续完善。同时也诚邀各位读者、专家提供宝贵意见，为推动口腔黏膜病人工智能管理体系的建立共同努力！

程 斌 吴 桐

2021 年 9 月

目　录

数据集说明

　　口腔黏膜标准数据模块　参考国家电子病历及信息化行业标准，以及最新口腔黏膜领域诊疗指南，由中山大学附属口腔医院等联合多家兄弟医院各临床专家共建而成。全数据集共集成 12 个标准模块。数据集由数据集名称、模块名称、子模块名称、数据元名称、值域、单位、参考标准等组成。

　　1. 数据元名称　每个模块下面包含详细的字段，如"患者人口学信息"的数据模块中包含姓名、性别、年龄等多个字段。

　　2. 值域　参考指南和文献，囊括数据最大可能范围。

　　3. 参考标准　主要参考国际国内术语标准，如 ICD-10、ATC、LONIC 等，电子病历规范（HL7 CDA）及国际和国内疾病标准指南等（详见文末相关参考文献）。

　　4. 单位　若值域是数字，则注明单位；若值域是文字性的描述，则填"\"。

　　5. 数据来源　书籍、文献、ICD、药典等。

1. 患者人口学信息

模块名称	参考标准
1. 患者人口学信息	中华人民共和国卫生行业标准 WS 445.10—2014 电子病历基本数据集 第 10 部分：住院病案首页 中华人民共和国卫生行业标准 WS 445.12—2014 电子病历基本数据集 第 12 部分：入院记录 《诊断学》，第 9 版，人民卫生出版社 《口腔黏膜病学》，第 5 版，人民卫生出版社

数据集名称	模块名称	子模块名称	数据元名称	值域	单位
基本信息	人口学信息	\	姓名	\	\
基本信息	人口学信息	\	年龄	\	岁，月，天
基本信息	人口学信息	\	性别	男，女，未知	\
基本信息	人口学信息	\	职业类别	\	
基本信息	人口学信息	\	民族	\	
基本信息	人口学信息	\	婚姻	未婚，初婚，再婚，复婚，丧偶，离异，未说明	
基本信息	人口学信息	\	籍贯省	\	
基本信息	人口学信息	\	籍贯市	\	
基本信息	人口学信息	\	本人电话	\	
基本信息	人口学信息	\	身份证号	\	\

数据集名称	模块名称	子模块名称	数据元名称	值域	单位
基本信息	人口学信息	\	ABO 血型	A 型，B 型，O 型，AB 型，未查	\
基本信息	人口学信息	\	Rh 血型	阳性，阴性，未查	\
基本信息	人口学信息	\	是否死亡	是，否	\
基本信息	人口学信息	\	死亡时间	\	年，月，日，时，分
基本信息	人口学信息	\	现住址	\	\
基本信息	人口学信息	\	联系人姓名	\	\
基本信息	人口学信息	\	联系人关系	\	\
基本信息	人口学信息	\	联系人电话	\	\
基本信息	人口学信息	\	首次诊断日期	\	\
基本信息	人口学信息	\	初诊年龄	\	岁
病历信息	主诉	\	患病部位	\	\
病历信息	主诉	\	主要症状	\	\
病历信息	主诉	\	持续时间	\	年，月，日，小时
病历信息	既往史	循环系统疾病	高血压	是，否	\
病历信息	既往史	循环系统疾病	冠心病	是，否	\
病历信息	既往史	内分泌系统疾病	糖尿病	是，否	\
病历信息	既往史	肿瘤性疾病	肿瘤	是，否	\
病历信息	既往史	性传播疾病	梅毒	是，否	\
病历信息	既往史	性传播疾病	淋病	是，否	\
病历信息	既往史	性传播疾病	尖锐湿疣	是，否	\
病历信息	既往史	血液系统疾病	缺铁性贫血	是，否	\
病历信息	既往史	血液系统疾病	巨幼细胞贫血	是，否	\

数据集名称	模块名称	子模块名称	数据元名称	值域	单位
病历信息	既往史	血液系统疾病	再生障碍性贫血	是，否	\
病历信息	既往史	血液系统疾病	白细胞减少和粒细胞缺乏症	是，否	\
病历信息	既往史	血液系统疾病	白血病	是，否	\
病历信息	既往史	血液系统疾病	淋巴瘤	是，否	\
病历信息	既往史	血液系统疾病	特发性血小板减少性紫癜	是，否	\
病历信息	既往史	消化系统疾病	溃疡性结肠炎	是，否	\
病历信息	既往史	消化系统疾病	克罗恩病	是，否	\
病历信息	既往史	自身免疫性疾病	干燥综合征	是，否	\
病历信息	既往史	自身免疫性疾病	川崎病	是，否	\
病历信息	既往史	自身免疫性疾病	系统性红斑狼疮	是，否	\
病历信息	既往史	内分泌系统疾病	库欣综合征	是，否	\
病历信息	既往史	营养代谢性疾病	维生素缺乏症	是，否	\
病历信息	既往史	营养代谢性疾病	淀粉样变性	是，否	\
病历信息	既往史	传染性疾病	肝炎	是，否	\
病历信息	既往史	传染性疾病	结核	是，否	\
病历信息	既往史	传染性疾病	猩红热	是，否	\
病历信息	既往史	传染性疾病	麻疹	是，否	\
病历信息	既往史	传染性疾病	白喉	是，否	\
病历信息	既往史	过敏史	药物过敏史	是，否	\
病历信息	既往史	过敏史	过敏药物	\	\
病历信息	既往史	个人史	饮酒史	是，否	\
病历信息	既往史	个人史	饮酒量	\	ml/d

数据集名称	模块名称	子模块名称	数据元名称	值域	单位
病历信息	既往史	个人史	饮酒年数	\	年
病历信息	既往史	个人史	戒酒	是，否	\
病历信息	既往史	个人史	戒酒年数	\	年
病历信息	既往史	个人史	吸烟史	是，否	\
病历信息	既往史	个人史	吸烟量	\	支/天
病历信息	既往史	个人史	吸烟年数	\	年
病历信息	既往史	个人史	戒烟	是，否	\
病历信息	既往史	个人史	戒烟年数	\	年
病历信息	既往史	婚育史	配偶健康情况	是，否	
病历信息	既往史	婚育史	夫妻关系	\	
病历信息	既往史	婚育史	孕次	\	次
病历信息	既往史	婚育史	产次	\	次
病历信息	既往史	婚育史	流产次数	\	次
病历信息	既往史	婚育史	子女数量	\	人
病历信息	既往史	月经史	初潮年龄	\	岁
病历信息	既往史	月经史	量	过少，少量，正常，适中，大量，过多	\
病历信息	既往史	月经史	颜色	\	\
病历信息	既往史	月经史	周期	\	天
病历信息	既往史	月经史	持续天数	\	天
病历信息	既往史	月经史	末次月经时间	\	年，月，日
病历信息	既往史	月经史	绝经年龄	\	岁
病历信息	既往史	手术史	手术史	有，无	\

数据集名称	模块名称	子模块名称	数据元名称	值域	单位
病历信息	既往史	手术史	既往手术名称	\	\
病历信息	既往史	手术史	既往手术日期	\	年，月，日
病历信息	既往史	家族史	家族史	有，无	\
病历信息	既往史	家族史	家族疾病名称	\	\
病历信息	既往史	家族史	与家族疾病亲属关系	\	\
病历信息	既往史	家族史	家族疾病亲属患病年龄	\	岁
病历信息	体格检查	常规体格检查	身高	\	cm
病历信息	体格检查	常规体格检查	体重	\	kg
病历信息	体格检查	常规体格检查	体重指数（BMI）		kg/m^2
病历信息	体格检查	常规体格检查	脉搏	\	次/分
病历信息	体格检查	常规体格检查	收缩压	\	mmHg
病历信息	体格检查	常规体格检查	舒张压	\	mmHg
病历信息	体格检查	常规体格检查	体温	\	℃
病历信息	体格检查	常规体格检查	呼吸	\	次/分
病历信息	体格检查	常规体格检查	发育	正常，异常	\
病历信息	体格检查	常规体格检查	营养	良好，中等，不良	\
病历信息	体格检查	常规体格检查	面容与表情	甲状腺功能亢进面容，满月面容，黏液水肿面容，焦虑面容，贫血面容，其他	\
病历信息	体格检查	常规体格检查	体位	自主体位，被动体位，强迫体位	\
病历信息	体格检查	常规体格检查	神志清楚	是，否	\
病历信息	口腔检查	口腔基本检查	颌面部对称	是，否	\

数据集名称	模块名称	子模块名称	数据元名称	值域	单位
病历信息	口腔检查	口腔基本检查	开口型正常	是，否	\
病历信息	口腔检查	口腔基本检查	开口度	\	横指
病历信息	口腔检查	口腔基本检查	口腔卫生情况	好，一般，差	\
病历信息	口腔检查	口腔基本检查	牙周病	有，无	\
病历信息	口腔检查	口腔基本检查	龋齿	有，无	\
病历信息	口腔检查	口腔基本检查	残根残冠	有，无	\
病历信息	口腔检查	口腔基本检查	残根残冠牙位	11，12，13，14，15，16，17，18，21，22，23，24，25，26，27，28，31，32，33，34，35，36，37，38，41，42，43，44，45，46，47，48	\
病历信息	口腔检查	口腔基本检查	牙列缺损	有，无	\
病历信息	口腔检查	口腔基本检查	牙列缺损牙位	11，12，13，14，15，16，17，18，21，22，23，24，25，26，27，28，31，32，33，34，35，36，37，38，41，42，43，44，45，46，47，48	\
病历信息	口腔检查	口腔基本检查	修复体	有，无	\
病历信息	口腔检查	口腔基本检查	修复体牙位	11，12，13，14，15，16，17，18，21，22，23，24，25，26，27，28，31，32，33，34，35，36，37，38，41，42，43，44，45，46，47，48	\

2. 口腔黏膜感染性疾病

模块名称	参考标准
2. 口腔黏膜感染性疾病	《口腔黏膜病学》，第 5 版，人民卫生出版社 《内科学》，第 9 版，人民卫生出版社 《诊断学》，第 9 版，人民卫生出版社

数据集名称	模块名称	子模块名称	数据元名称	值域	单位
现病史	症状	起病相关情况	前驱症状	有，无	\
现病史	症状	起病相关情况	前驱症状情况	感冒，发热，咳嗽，流涕，头痛，疲乏，肌肉酸痛，食欲缺乏，咽喉肿痛，淋巴结肿痛，皮肤感觉异常，皮肤疼痛，牙痛，其他	\
现病史	症状	起病相关情况	前驱症状持续时间	\	日
现病史	症状	起病相关情况	起病前用药史	有，无	\
现病史	症状	起病相关情况	起病前用药情况	抗生素，局部使用激素，全身使用激素，全身使用免疫抑制剂，其他	\
现病史	症状	起病相关情况	诱发因素	有，无	\

数据集名称	模块名称	子模块名称	数据元名称	值域	单位
现病史	症状	起病相关情况	诱发因素情况	发热，寒冷，紫外线，创伤，感染，胃肠功能紊乱，妊娠，劳累，情绪改变，其他	\
现病史	症状	起病相关情况	与其他患者接触史	有，无	\
现病史	症状	起病相关情况	接触其他患者方式	直接接触，间接接触	\
现病史	症状	发病部位	\	唇，颊黏膜，硬腭，软腭，舌背，舌腹，舌缘，口底，附着龈，游离龈，牙槽黏膜，颜面部皮肤，手掌，足底，臀部，其他	\
现病史	症状	病损分布	\	左侧，右侧，双侧，带状分布，散在分布	\
现病史	症状	病损表现	神经痛	是，否	\
现病史	症状	病损表现	神经痛部位	左侧，右侧，双侧	\
现病史	症状	病损表现	发红	是，否	\
现病史	症状	病损表现	起疱	是，否	\
现病史	症状	病损表现	起疱类型	单个，多个，成簇	\
现病史	症状	病损表现	溃烂	是，否	\
现病史	症状	病损表现	溃烂伴结痂	是，否	\
现病史	症状	病损表现	皮肤起疹	是，否	\
现病史	症状	病损表现	发病时间	\	年，月，周，日
现病史	症状	病损表现	恶心	是，否	\
现病史	症状	病损表现	口干	是，否	\

数据集名称	模块名称	子模块名称	数据元名称	值域	单位
现病史	症状	病损表现	唾液黏稠	是，否	\
现病史	症状	病损表现	口腔黏膜烧灼感	是，否	\
现病史	症状	病损表现	口腔黏膜疼痛	是，否	\
现病史	症状	病损表现	味觉减退	是，否	\
现病史	症状	病损表现	唇部瘙痒	是，否	\
现病史	症状	病损表现	唇周皮肤瘙痒	是，否	\
现病史	症状	精神状态改变	昏睡	是，否	\
现病史	症状	精神状态改变	淡漠	是，否	\
现病史	症状	精神状态改变	谵语	是，否	\
现病史	症状	精神状态改变	一过性意识障碍	是，否	\
现病史	症状	体温改变	发热	是，否	\
现病史	症状	体温改变	稽留热	是，否	\
现病史	症状	体温改变	不规则热	是，否	\
现病史	症状	呼吸道症状	呼吸浅快	是，否	\
现病史	症状	呼吸道症状	呼吸困难	是，否	\
现病史	症状	呼吸道症状	哮喘样发作	是，否	\
现病史	症状	呼吸道症状	咯血	是，否	\
现病史	症状	泌尿道症状	尿浑浊	是，否	\
现病史	症状	泌尿道症状	尿泡沫	有，无	\
现病史	症状	消化道症状	腹泻	是，否	\
既往史	口腔既往史	\	既往复发病史	有，无	\
既往史	相关系统性疾病	\	水痘病史	有，无	\

数据集名称	模块名称	子模块名称	数据元名称	值域	单位
既往史	相关系统性疾病	\	系统性疾病	有，无	\
既往史	相关系统性疾病	\	系统性疾病情况	高血压，糖尿病，肝炎，艾滋病，肺结核，肿瘤，自身免疫性疾病，麻疹，猩红热，黑热病，其他	\
既往史	相关病史	\	接受肿瘤治疗史	化疗，放疗，无	\
既往史	药物过敏史	\	药物过敏史	是，否	\
既往史	药物过敏史	\	药物过敏情况	\	\
体格检查	体征	口腔卫生状况	\	优，良，差	\
体格检查	体征	口腔病损部位	唇	上，下	\
体格检查	体征	口腔病损部位	颊黏膜	左，右	\
体格检查	体征	口腔病损部位	硬腭	左，右	\
体格检查	体征	口腔病损部位	软腭	左，右	\
体格检查	体征	口腔病损部位	口咽	左，右	\
体格检查	体征	口腔病损部位	舌背	左，右	\
体格检查	体征	口腔病损部位	舌腹	左，右	\
体格检查	体征	口腔病损部位	舌缘	左，右	\
体格检查	体征	口腔病损部位	口底	左，右	\
体格检查	体征	口腔病损部位	颊（唇）牙龈	11，12，13，14，15，16，17，18，21，22，23，24，25，26，27，28，31，32，33，34，35，36，37，38，41，42，43，44，45，46，47，48	\

数据集名称	模块名称	子模块名称	数据元名称	值域	单位
体格检查	体征	口腔病损部位	舌（腭）牙龈	11，12，13，14，15，16，17，18，21，22，23，24，25，26，27，28，31，32，33，34，35，36，37，38，41，42，43，44，45，46，47，48	\
体格检查	体征	口腔病损部位	牙槽黏膜	11，12，13，14，15，16，17，18，21，22，23，24，25，26，27，28，31，32，33，34，35，36，37，38，41，42，43，44，45，46，47，48	\
体格检查	体征	口腔病损部位	皮肤唇红交界处	上，下	\
体格检查	体征	口腔病损部位	口角	左，右	\
体格检查	体征	口腔病损分布	口腔病损分布	带状分布，散在分布，其他	\
体格检查	体征	口腔病损性状	充血	有，无	\
体格检查	体征	口腔病损性状	水疱	有，无	\
体格检查	体征	口腔病损性状	水疱数量	单个，多个，成簇	\
体格检查	体征	口腔病损性状	糜烂	有，无	\
体格检查	体征	口腔病损性状	溃疡	有，无	\
体格检查	体征	口腔病损性状	渗血	有，无	\
体格检查	体征	口腔病损性状	渗液	有，无	\
体格检查	体征	口腔病损性状	红肿	有，无	\
体格检查	体征	口腔病损性状	结痂	有，无	\
体格检查	体征	口腔病损性状	色素沉着	有，无	\
体格检查	体征	口腔病损性状	假膜	有，无	\

数据集名称	模块名称	子模块名称	数据元名称	值域	单位
体格检查	体征	口腔病损性状	假膜颜色	白色，黄色，黄白色，灰黑色，其他	\
体格检查	体征	口腔病损性状	假膜可拭去或剥离	是，否	\
体格检查	体征	口腔病损性状	舌背乳头萎缩	是，否	\
体格检查	体征	口腔病损性状	白色斑点	有，无	\
体格检查	体征	口腔病损性状	白色斑块	有，无	\
体格检查	体征	口腔病损性状	红色斑块	有，无	\
体格检查	体征	口腔病损性状	黏膜水肿	是，否	\
体格检查	体征	口腔病损性状	黏膜颗粒或乳头样增生	有，无	\
体格检查	体征	口腔病损性状	散在突出的小颗粒	有，无	\
体格检查	体征	口腔病损性状	口角潮红	是，否	\
体格检查	体征	口腔病损性状	结节状增生	是，否	\
体格检查	体征	口腔病损性状	唇部脱屑	是，否	\
体格检查	体征	口腔病损性状	唇部肿胀	上唇，下唇，无	\
体格检查	体征	口腔病损性状	口角皲裂	是，否	\
体格检查	体征	口腔病损性状	唇周皮肤干燥	是，否	\
体格检查	体征	口腔病损性状	唇周皮肤细小鳞屑	有，无	\
体格检查	体征	口腔病损性状	黑毛舌	是，否	\
体格检查	体征	口腔病损性状	口臭	是，否	\
体格检查	体征	口腔病损性状	特殊腐败性臭味	有，无	\
体格检查	体征	口腔病损性状	黏膜硬结	有，无	\
体格检查	体征	口腔病损性状	黏膜肉芽肿样	是，否	\
体格检查	体征	口腔病损性状	黏膜组织破坏伴骨侵袭	是，否	\

2. 口腔黏膜感染性疾病

数据集名称	模块名称	子模块名称	数据元名称	值域	单位
体格检查	体征	口腔病损性状	糜烂或浅溃疡上有腐败组织覆盖	是，否	\
体格检查	体征	口腔病损性状	龈缘坏死呈"虫蚀状"	是，否	\
体格检查	体征	口腔病损性状	龈乳头坏死呈"刀削状"	是，否	\
体格检查	体征	口腔病损性状	牙龈自发出血	有，无	\
体格检查	体征	口腔病损性状	颊部皮肤肿胀发亮	是，否	\
体格检查	体征	口腔病损性状	面颊穿通性缺损	有，无	\
体格检查	体征	口腔病损大小	\	\	mm
体格检查	体征	皮肤检查	皮肤病损部位	颜面部，四肢，手掌，足底，臀部，胸口，其他	\
体格检查	体征	皮肤检查	颜面部皮肤病损位置	口周，颊部，耳部，额部，眶下，颏部，颏下部，颧部，其他	\
体格检查	体征	皮肤检查	皮肤病损分布	左侧，右侧，双侧	\
体格检查	体征	皮肤检查	皮肤病损性状	水疱，脓疱，斑疹，丘疹，糜烂，其他	\
体格检查	体征	皮肤检查	皮肤病损大小	\	mm
体格检查	体征	淋巴结检查	淋巴结肿大	是，否	\
体格检查	体征	淋巴结检查	淋巴结压痛	是，否	\
体格检查	体征	指甲检查	甲床损害	有，无	\
体格检查	体征	呼吸道检查	胶冻样痰	是，否	\
体格检查	体征	呼吸道检查	肺部铜锣音	是，否	\
体格检查	体征	呼吸道检查	咯血	有，无	\
体格检查	体征	泌尿道检查	"啤酒样"尿	是，否	\
体格检查	体征	消化道检查	肛周白斑	有，无	\

数据集名称	模块名称	子模块名称	数据元名称	值域	单位
体格检查	义齿佩戴情况	\	佩戴活动义齿	是，否	\
辅助检查	病理组织学检查	病理活检结果	\	\	\
辅助检查	病毒学检查	病毒分离和鉴定（水疱液）	水疱液单纯疱疹病毒 1 型（HSV-1）阳性	是，否	\
辅助检查	病毒学检查	病毒分离和鉴定（水疱液）	水疱液单纯疱疹病毒 2 型（HSV-2）阳性	是，否	\
辅助检查	病毒学检查	病毒分离和鉴定（唾液）	唾液 HSV-1 阳性	是，否	\
辅助检查	病毒学检查	病毒分离和鉴定（唾液）	唾液 HSV-2 阳性	是，否	\
辅助检查	病毒学检查	病毒分离和鉴定（病损表面刮取物）	病损 HSV-1 阳性	是，否	\
辅助检查	病毒学检查	病毒分离和鉴定（病损表面刮取物）	病损 HSV-2 阳性	是，否	\
辅助检查	病毒学检查	病毒分离和鉴定（咽部）	咽部柯萨奇病毒 A 组 16 型（CV-A16）阳性	是，否	\
辅助检查	病毒学检查	病毒分离和鉴定（咽部）	咽部肠道病毒 A 组 71 型（EV-A71）阳性	是，否	\
辅助检查	病毒学检查	病毒分离和鉴定（气道分泌物）	气道 CV-A16 阳性	是，否	\
辅助检查	病毒学检查	病毒分离和鉴定（气道分泌物）	气道 EV-A71 阳性	是，否	\
辅助检查	病毒学检查	病毒分离和鉴定（疱疹液）	疱疹液 CV-A16 阳性	是，否	\
辅助检查	病毒学检查	病毒分离和鉴定（疱疹液）	疱疹液 EV-A71 阳性	是，否	\
辅助检查	病毒学检查	病毒分离和鉴定（粪便）	粪便 CV-A16 阳性	是，否	\
辅助检查	病毒学检查	病毒分离和鉴定（粪便）	粪便 EV-A71 阳性	是，否	\
辅助检查	病毒学检查	Tzanck 涂片法	多核巨细胞 / 嗜酸性核内涵体	是，否	\
辅助检查	病毒学检查	原位核酸杂交 /PCR	HSV-1	阳性，阴性	\

2. 口腔黏膜感染性疾病

数据集名称	模块名称	子模块名称	数据元名称	值域	单位
辅助检查	病毒学检查	原位核酸杂交/PCR	HSV-2	阳性，阴性	\
辅助检查	病毒学检查	原位核酸杂交/PCR	水痘-带状疱疹病毒（VZV）	阳性，阴性	\
辅助检查	病毒学检查	原位核酸杂交/PCR	CV-A16	阳性，阴性	\
辅助检查	病毒学检查	原位核酸杂交/PCR	EV-A71	阳性，阴性	\
辅助检查	真菌学检查	涂片法-直接镜检	假菌丝	有，无	\
辅助检查	真菌学检查	涂片法-革兰氏染色	革兰氏染色	阳性，阴性	\
辅助检查	真菌学检查	涂片法-PAS染色	芽孢	有，无	\
辅助检查	真菌学检查	涂片法-PAS染色	假菌丝	有，无	\
辅助检查	真菌学检查	真菌分离培养法	\	阳性，阴性	\
辅助检查	真菌学检查	病理活检法	念珠菌丝侵入组织	是，否	\
辅助检查	结核分枝杆菌检查	结核菌素皮肤试验（TST）	PPD皮肤试验	阳性，阴性	\
辅助检查	结核分枝杆菌检查	结核分枝杆菌培养	\	阳性，阴性	\
辅助检查	结核分枝杆菌检查	抗酸染色	\	阳性，阴性	\
辅助检查	结核分枝杆菌检查	γ-干扰素释放试验（IGRA）	\	阳性，阴性	\
辅助检查	结核分枝杆菌检查	结核T细胞斑点试验（T-SPOT.TB）	\	阳性，阴性	\
辅助检查	结核分枝杆菌检查	结核分枝杆菌PCR检测	\	阳性，阴性	\
辅助检查	细菌学检查	涂片法-直接镜检	大量球菌	有，无	\
辅助检查	细菌学检查	涂片法-直接镜检	大量梭状杆菌	有，无	\
辅助检查	细菌学检查	涂片法-直接镜检	大量螺旋体	有，无	\
辅助检查	免疫学检查	单克隆抗体免疫荧光法	病毒抗原	HSV-1，HSV-2，VZV，无	\
辅助检查	免疫学检查	血清间接免疫荧光	抗念珠菌荧光抗体（血清）	阳性，阴性	\
辅助检查	免疫学检查	唾液间接免疫荧光	抗念珠菌荧光抗体（非刺激性混合唾液）	阳性，阴性	\

数据集名称	模块名称	子模块名称	数据元名称	值域	单位
辅助检查	血清学检查	ELISA/间接免疫荧光/微量中和试验	HSV 特异性抗体	阳性，阴性	\
辅助检查	血清学检查	ELISA/间接免疫荧光/微量中和试验	VZV 特异性 IgM 抗体	阳性，阴性	\
辅助检查	血清学检查	ELISA	CV-A16 特异性 IgM 抗体	阳性，阴性	\
辅助检查	血清学检查	ELISA	EV-A71 特异性 IgM 抗体	阳性，阴性	\
辅助检查	检验	血常规	白细胞计数（WBC）	\	$\times 10^9$/L
辅助检查	检验	血常规	红细胞计数（RBC）	\	$\times 10^{12}$/L
辅助检查	检验	血常规	血红蛋白浓度（HGB）	\	g/L
辅助检查	检验	血常规	血细胞比容（HCT）	\	%
辅助检查	检验	血常规	平均红细胞体积（MCV）	\	fl
辅助检查	检验	血常规	平均红细胞血红蛋白含量（MCH）	\	pg
辅助检查	检验	血常规	平均红细胞血红蛋白浓度（MCHC）	\	g/L
辅助检查	检验	血常规	血小板计数（PLT）	\	$\times 10^9$/L
辅助检查	检验	血常规	淋巴细胞比值（LY%）	\	%
辅助检查	检验	血常规	单核细胞比例（MONO%）	\	%
辅助检查	检验	血常规	中性粒细胞比例（NEUT%）	\	%
辅助检查	检验	血常规	淋巴细胞计数（LY）	\	$\times 10^9$/L
辅助检查	检验	血常规	单核细胞计数（MONO）	\	$\times 10^9$/L
辅助检查	检验	血常规	中性粒细胞计数（NEUT）	\	$\times 10^9$/L
辅助检查	检验	血常规	红细胞分布宽度	\	%
辅助检查	检验	血常规	血小板体积分布宽度（PDW）	\	%
辅助检查	检验	血常规	平均血小板体积（MPV）	\	fl
辅助检查	检验	血常规	大血小板比例（P-LCR）	\	%

数据集名称	模块名称	子模块名称	数据元名称	值域	单位
辅助检查	检验	C 反应蛋白（CRP）	\	\	μg/L
诊断	感染性疾病	病毒感染	单纯疱疹	是，否	\
诊断	感染性疾病	病毒感染	单纯疱疹类型	原发性，复发性	\
诊断	感染性疾病	病毒感染	带状疱疹	是，否	\
诊断	感染性疾病	病毒感染	手足口病	是，否	\
诊断	感染性疾病	真菌感染	口腔念珠菌病	是，否	\
诊断	感染性疾病	真菌感染	口腔念珠菌病类型	念珠菌性口炎，念珠菌性唇炎，念珠菌性口角炎，慢性黏膜皮肤念珠菌病，艾滋病相关口腔念珠菌病，其他	\
诊断	感染性疾病	真菌感染	念珠菌性口炎	急性假膜型，急性红斑型（萎缩型），慢性红斑型（萎缩型），慢性增殖型（念珠菌性白斑）	\
诊断	感染性疾病	真菌感染	深部真菌病	是，否	\
诊断	感染性疾病	结核分枝杆菌感染	口腔结核	是，否	\
诊断	感染性疾病	细菌感染	球菌性口炎	是，否	\
诊断	感染性疾病	其他	坏死性龈口炎	是，否	\
诊断	感染性疾病	其他	其他感染性疾病	\	\
治疗	全身（用药）	抗病毒药	阿昔洛韦	是，否	\
治疗	全身（用药）	抗病毒药	伐昔洛韦	是，否	\
治疗	全身（用药）	抗病毒药	泛昔洛韦	是，否	\
治疗	全身（用药）	镇痛药	对乙酰氨基酚	是，否	\
治疗	全身（用药）	镇痛药	曲马多	是，否	\

数据集名称	模块名称	子模块名称	数据元名称	值域	单位
治疗	全身（用药）	镇痛药	可待因	是，否	\
治疗	全身（用药）	镇痛药	卡马西平	是，否	\
治疗	全身（用药）	镇痛药	加巴喷丁	是，否	\
治疗	全身（用药）	免疫调节药物	胸腺肽肠溶片	是，否	\
治疗	全身（用药）	免疫调节药物	西咪替丁	是，否	\
治疗	全身（用药）	免疫调节药物	正常人免疫球蛋白	是，否	\
治疗	全身（用药）	免疫调节药物	转移因子	是，否	\
治疗	全身（用药）	糖皮质激素	氢化可的松	是，否	\
治疗	全身（用药）	糖皮质激素	泼尼松	是，否	\
治疗	全身（用药）	糖皮质激素	地塞米松	是，否	\
治疗	全身（用药）	抗真菌药	氟康唑	是，否	\
治疗	全身（用药）	抗真菌药	伊曲康唑	是，否	\
治疗	全身（用药）	抗真菌药	伏立康唑	是，否	\
治疗	全身（用药）	抗真菌药	两性霉素 B	是，否	\
治疗	全身（用药）	抗真菌药	两性霉素 B 脂质体	是，否	\
治疗	全身（用药）	抗真菌药	卡泊芬净	是，否	\
治疗	全身（用药）	抗真菌药	阿尼芬净	是，否	\
治疗	全身（用药）	抗真菌药	米卡芬净	是，否	\
治疗	全身（用药）	抗生素	阿莫西林	是，否	\
治疗	全身（用药）	抗生素	头孢拉定	是，否	\
治疗	全身（用药）	抗生素	头孢羟氨苄	是，否	\
治疗	全身（用药）	抗生素	头孢呋辛酯	是，否	\

数据集名称	模块名称	子模块名称	数据元名称	值域	单位
治疗	全身（用药）	抗生素	替硝唑	是，否	\
治疗	全身（用药）	抗生素	奥硝唑	是，否	\
治疗	全身（用药）	抗生素	甲硝唑	是，否	\
治疗	全身（用药）	抗结核药	异烟肼	是，否	\
治疗	全身（用药）	抗结核药	乙胺丁醇	是，否	\
治疗	全身（用药）	抗结核药	链霉素	是，否	\
治疗	全身（用药）	抗结核药	利福平	是，否	\
治疗	全身（用药）	抗结核药	对氨基水杨酸	是，否	\
治疗	全身（用药）	维生素类	维生素 B_1	是，否	\
治疗	全身（用药）	维生素类	维生素 B_{12}	是，否	\
治疗	全身（用药）	维生素类	维生素 C	是，否	\
治疗	全身（用药）	其他用药	中医中药	是，否	\
治疗	全身（用药）	其他	其他全身用药	\	\
治疗	局部（用药）	含漱液	西吡氯铵含漱液	是，否	\
治疗	局部（用药）	含漱液	氯己定溶液	是，否	\
治疗	局部（用药）	含漱液	聚维酮碘溶液	是，否	\
治疗	局部（用药）	含漱液	碳酸氢钠含漱液	是，否	\
治疗	局部（用药）	含漱液	利多卡因含漱液	是，否	\
治疗	局部（用药）	含漱液	酮康唑溶液	是，否	\
治疗	局部（用药）	含漱液	过氧化氢溶液	是，否	\
治疗	局部（用药）	糊剂 / 软膏	阿昔洛韦软膏	是，否	\
治疗	局部（用药）	糊剂 / 软膏	喷昔洛韦乳膏	是，否	\

数据集名称	模块名称	子模块名称	数据元名称	值域	单位
治疗	局部（用药）	糊剂/软膏	酞丁安乳膏	是，否	\
治疗	局部（用药）	糊剂/软膏	利多卡因乳膏	是，否	\
治疗	局部（用药）	糊剂/软膏	苯佐卡因凝胶	是，否	\
治疗	局部（用药）	糊剂/软膏	咪康唑凝胶/霜剂/贴片	是，否	\
治疗	局部（用药）	糊剂/软膏	克霉唑霜	是，否	\
治疗	局部（用药）	散剂	西瓜霜粉剂	是，否	\
治疗	局部（用药）	散剂	锡类散	是，否	\
治疗	局部（用药）	散剂	养阴生肌散	是，否	\
治疗	局部（用药）	散剂	外用溃疡散	是，否	\
治疗	局部（用药）	散剂	青黛散	是，否	\
治疗	局部（用药）	散剂	双料喉风散	是，否	\
治疗	局部（用药）	散剂	冰硼散	是，否	\
治疗	局部（用药）	含片	西吡氯铵含片	是，否	\
治疗	局部（用药）	含片	溶菌酶片	是，否	\
治疗	局部（用药）	含片	西地碘片	是，否	\
治疗	局部（用药）	局部封闭	链霉素局部封闭	是，否	\
治疗	局部（用药）	局部封闭	异烟肼局部封闭	是，否	\
治疗	局部（用药）	其他用药	重组牛碱性成纤维细胞生长因子	是，否	\
治疗	局部（用药）	其他用药	制霉菌素混悬液/含漱液	是，否	\
治疗	局部（用药）	物理疗法	低能量激光治疗	是，否	\
治疗	局部（用药）	其他局部用药	其他局部用药	\	\
手术信息	切取活检	\	\	是，否	\
手术信息	切除活检	\	\	是，否	\

2.
口腔黏膜感染性疾病

3. 口腔黏膜变态反应性疾病

模块名称	参考标准
3. 口腔黏膜变态反应性疾病	《口腔黏膜病学》，第 5 版，人民卫生出版社 《内科学》，第 9 版，人民卫生出版社 《诊断学》，第 9 版，人民卫生出版社

数据集名称	模块名称	子模块名称	数据元名称	值域	单位
现病史	症状	起病相关情况	起病前用药 / 化妆品 / 牙齿治疗史	有，无	\
现病史	症状	起病相关情况	起病前用药 / 化妆品 / 牙齿治疗情况	\	\
现病史	症状	起病相关情况	起病前用药 / 化妆品 / 牙齿治疗时间	\	日
现病史	症状	起病相关情况	前驱症状	有，无	\
现病史	症状	起病相关情况	前驱症状情况	全身不适，头痛，咽痛，低热，其他	\
现病史	症状	起病相关情况	前驱症状持续时间	\	日
现病史	症状	起病相关情况	无明显诱因	是，否	\
现病史	症状	起病相关情况	发病至今时间	\	日
现病史	症状	\	口周皮肤灼热	是，否	\
现病史	症状	\	口周皮肤发痒	是，否	\

数据集名称	模块名称	子模块名称	数据元名称	值域	单位
现病史	症状	口腔病损部位	\	唇，颊黏膜，硬腭，软腭，舌背，舌腹，口底，牙龈，其他	\
现病史	症状	口腔病损表现	\	充血，水疱，糜烂，溃疡，结痂，斑丘疹，肿胀，其他	\
现病史	症状	\	口腔黏膜灼热	是，否	\
现病史	症状	\	口腔黏膜疼痛	是，否	\
现病史	症状	皮肤病损部位	\	口唇周围，颊部，眼睑，耳垂，四肢，手，足，躯干，全身广泛性，其他	\
现病史	症状	皮肤病损表现	\	红斑，水疱，大疱，丘疹，糜烂，出血，肿胀，其他	\
现病史	症状	其他病损部位	\	生殖器，肛门，眼，鼻腔，阴道，尿道，气管，食管，其他	\
现病史	症状	其他损害表现	溃烂	有，无	\
现病史	症状	全身症状	\	发热，咽痛，头痛，肌肉痛，关节痛，乏力，其他	\
既往史	口腔既往史	既往复发病史	\	有，无	\
既往史	相关系统性疾病	系统性疾病	\	有，无	\
既往史	相关系统性疾病	系统性疾病情况	\	高血压，糖尿病，肝炎，艾滋病，肺结核，肿瘤，自身免疫性疾病，其他	\
既往史	药物／物品过敏史	\	\	有，无	\
既往史	药物／物品过敏史	药物／物品过敏情况	\	\	\

数据集名称	模块名称	子模块名称	数据元名称	值域	单位
体格检查	体征	口腔卫生状况	\	优，良，差	\
体格检查	体征	口腔病损部位	\	唇，颊黏膜，硬腭，软腭，口咽，舌背，舌腹，口底，牙龈，其他	\
体格检查	体征	口腔病损部位	唇病损位置	上，下	\
体格检查	体征	口腔病损部位	颊黏膜病损位置	左，右	\
体格检查	体征	口腔病损部位	硬腭病损位置	左，右	\
体格检查	体征	口腔病损部位	软腭病损位置	左，右	\
体格检查	体征	口腔病损部位	口咽病损位置	左，右	\
体格检查	体征	口腔病损部位	舌背病损位置	左，右	\
体格检查	体征	口腔病损部位	舌腹病损位置	左，右	\
体格检查	体征	口腔病损部位	口底病损位置	左，右	\
体格检查	体征	口腔病损部位	牙龈病损位置	上，下，左，右	\
体格检查	体征	口腔病损性状	红斑	有，无	\
体格检查	体征	口腔病损性状	充血	有，无	\
体格检查	体征	口腔病损性状	水疱	有，无	\
体格检查	体征	口腔病损性状	糜烂	有，无	\
体格检查	体征	口腔病损性状	溃疡	有，无	\
体格检查	体征	口腔病损性状	坏死	有，无	\
体格检查	体征	口腔病损性状	渗血	有，无	\
体格检查	体征	口腔病损性状	渗液	有，无	\
体格检查	体征	口腔病损性状	结痂	有，无	\

数据集名称	模块名称	子模块名称	数据元名称	值域	单位
体格检查	体征	口腔病损性状	血痂	有，无	\
体格检查	体征	口腔病损性状	色素沉着	有，无	\
体格检查	体征	口腔病损性状	假膜	有，无	\
体格检查	体征	口腔病损性状	假膜颜色	白色，黄色，黄白色，灰黑色，其他	\
体格检查	体征	口腔病损性状	白纹	有，无	\
体格检查	体征	口腔病损性状	白色斑块	有，无	\
体格检查	体征	口腔病损性状	肿胀	是，否	\
体格检查	体征	口腔病损性状	肿胀处界限明显	是，否	\
体格检查	体征	口腔病损性状	肿胀处按压有弹性	是，否	\
体格检查	体征	口腔病损性状	肿胀处压痛	是，否	\
体格检查	体征	口腔病损性状	尼氏征阳性	是，否	\
体格检查	体征	\	张口受限	是，否	\
体格检查	体征	\	口臭	是，否	\
体格检查	体征	皮肤病损部位	\	口唇周围，颊部，眼睑，耳垂，四肢，手掌，手背，足底，足背，腕部，踝部，躯干，全身广泛性，其他	\
体格检查	体征	皮肤病损部位	口唇周围病损位置	上，下，左，右	\
体格检查	体征	皮肤病损部位	颊部病损位置	左，右	\
体格检查	体征	皮肤病损部位	眼睑病损位置	左，右	\
体格检查	体征	皮肤病损部位	耳垂病损位置	左，右	\

数据集名称	模块名称	子模块名称	数据元名称	值域	单位
体格检查	体征	皮肤病损部位	四肢病损位置	上，下，左，右	\
体格检查	体征	皮肤病损部位	手掌病损位置	左，右	\
体格检查	体征	皮肤病损部位	手背病损位置	左，右	\
体格检查	体征	皮肤病损部位	足底病损位置	左，右	\
体格检查	体征	皮肤病损部位	足背病损位置	左，右	\
体格检查	体征	皮肤病损部位	腕部病损位置	左，右	\
体格检查	体征	皮肤病损部位	踝部病损位置	左，右	\
体格检查	体征	皮肤病损部位	躯干	是，否	\
体格检查	体征	皮肤病损部位	全身广泛性	是，否	\
体格检查	体征	皮肤病损性状	红斑	有，无	\
体格检查	体征	皮肤病损性状	水疱	有，无	\
体格检查	体征	皮肤病损性状	大疱	有，无	\
体格检查	体征	皮肤病损性状	丘疹	有，无	\
体格检查	体征	皮肤病损性状	糜烂	有，无	\
体格检查	体征	皮肤病损性状	出血	有，无	\
体格检查	体征	皮肤病损性状	虹膜状红斑 / 靶形红斑	有，无	\
体格检查	体征	皮肤病损性状	糜烂面融合成片	是，否	\
体格检查	体征	皮肤病损性状	表皮剥脱	是，否	\
体格检查	体征	皮肤病损性状	尼氏征阳性	是，否	\
体格检查	体征	皮肤病损性状	肿胀	是，否	\

数据集名称	模块名称	子模块名称	数据元名称	值域	单位
体格检查	体征	皮肤病损性状	肿胀处界限明显	是，否	\
体格检查	体征	皮肤病损性状	肿胀处按压有弹性	是，否	\
体格检查	体征	皮肤病损性状	肿胀处压痛	是，否	\
体格检查	体征	其他病损部位	生殖器	是，否	\
体格检查	体征	其他病损部位	肛门	是，否	\
体格检查	体征	其他病损部位	眼	是，否	\
体格检查	体征	其他病损部位	鼻腔	是，否	\
体格检查	体征	其他病损部位	阴道	是，否	\
体格检查	体征	其他病损部位	尿道	是，否	\
体格检查	体征	其他病损部位	气管	是，否	\
体格检查	体征	其他病损部位	食管	是，否	\
体格检查	体征	其他损害性状	溃疡（其他系统）	是，否	\
体格检查	体征	其他损害性状	眼结膜充血	是，否	\
体格检查	体征	其他损害性状	眼结膜糜烂	是，否	\
体格检查	体征	其他损害性状	尿道炎	是，否	\
体格检查	体征	其他损害性状	龟头炎	是，否	\
体格检查	体征	其他损害性状	阴道溃疡	是，否	\
体格检查	体征	淋巴结检查	淋巴结肿大	是，否	\
体格检查	体征	淋巴结检查	淋巴结压痛	是，否	\
体格检查	牙齿情况	充填体	树脂充填体	是，否	\

3. 口腔黏膜变态反应性疾病

数据集名称	模块名称	子模块名称	数据元名称	值域	单位
体格检查	牙齿情况	充填体	银汞充填体	是，否	\
体格检查	牙齿情况	修复体	树脂嵌体	是，否	\
体格检查	牙齿情况	修复体	瓷嵌体	是，否	\
体格检查	牙齿情况	修复体	金属冠	是，否	\
体格检查	牙齿情况	修复体	烤瓷冠	是，否	\
体格检查	牙齿情况	修复体	全瓷冠	是，否	\
体格检查	牙齿情况	活动义齿	\	是，否	\
体格检查	牙齿情况	黏膜病损与充填体 / 修复体 / 活动义齿对应情况	黏膜病损与充填体 / 修复体 / 活动义齿相对应	是，否	\
辅助检查	病理组织学检查	病理活检	病理活检结果	\	\
辅助检查	病毒学检查	PCR 检测	HSV-1	阳性，阴性	\
辅助检查	病毒学检查	PCR 检测	HSV-2	阳性，阴性	\
辅助检查	检验	血常规	白细胞计数（WBC）	\	$\times 10^9$/L
辅助检查	检验	血常规	红细胞计数（RBC）	\	$\times 10^{12}$/L
辅助检查	检验	血常规	血红蛋白浓度（HGB）	\	g/L
辅助检查	检验	血常规	血细胞比容（HCT）	\	%
辅助检查	检验	血常规	平均红细胞体积（MCV）	\	fl
辅助检查	检验	血常规	平均红细胞血红蛋白含量（MCH）	\	pg
辅助检查	检验	血常规	平均红细胞血红蛋白浓度（MCHC）	\	g/L
辅助检查	检验	血常规	血小板计数（PLT）	\	$\times 10^9$/L
辅助检查	检验	血常规	淋巴细胞比值（LY%）	\	%

数据集名称	模块名称	子模块名称	数据元名称	值域	单位
辅助检查	检验	血常规	单核细胞比例（MONO%）	\	%
辅助检查	检验	血常规	中性粒细胞比例（NEUT%）	\	%
辅助检查	检验	血常规	淋巴细胞计数（LY）	\	$\times 10^9$/L
辅助检查	检验	血常规	单核细胞计数（MONO）	\	$\times 10^9$/L
辅助检查	检验	血常规	中性粒细胞计数（NEUT）	\	$\times 10^9$/L
辅助检查	检验	血常规	红细胞分布宽度	\	%
辅助检查	检验	血常规	血小板体积分布宽度（PDW）	\	%
辅助检查	检验	血常规	平均血小板体积（MPV）	\	fl
辅助检查	检验	血常规	大血小板比例（P-LCR）	\	%
诊断	变态反应性疾病	\	药物过敏性口炎	是，否	\
诊断	变态反应性疾病	\	固定型药疹	是，否	\
诊断	变态反应性疾病	\	莱氏综合征	是，否	\
诊断	变态反应性疾病	\	中毒性表皮坏死松解症	是，否	\
诊断	变态反应性疾病	\	接触性口炎	是，否	\
诊断	变态反应性疾病	\	血管性水肿	有，无	\
诊断	变态反应性疾病	\	多形红斑	有，无	\
诊断	变态反应性疾病	\	斯约综合征	是，否	\
治疗	全身（用药）	抗过敏药	氯雷他定	是，否	\
治疗	全身（用药）	抗过敏药	氯苯那敏	是，否	\
治疗	全身（用药）	抗过敏药	西替利嗪	是，否	\

数据集名称	模块名称	子模块名称	数据元名称	值域	单位
治疗	全身（用药）	糖皮质激素	氢化可的松	是，否	\
治疗	全身（用药）	糖皮质激素	泼尼松	是，否	\
治疗	全身（用药）	糖皮质激素	地塞米松	是，否	\
治疗	全身（用药）	维生素类	复合维生素 B	是，否	\
治疗	全身（用药）	维生素类	维生素 C	是，否	\
治疗	全身（用药）	其他	碳酸钙 D_3	是，否	\
治疗	全身（用药）	其他	中医中药治疗	是，否	\
治疗	全身（用药）	其他	其他全身用药	\	\
治疗	局部（用药）	含漱/湿敷	依沙吖啶	是，否	\
治疗	局部（用药）	含漱/湿敷	西吡氯铵含漱液	是，否	\
治疗	局部（用药）	含漱/湿敷	地塞米松含漱液	是，否	\
治疗	局部（用药）	含漱/湿敷	利多卡因含漱液	是，否	\
治疗	局部（用药）	含漱/湿敷	氯己定溶液	是，否	\
治疗	局部（用药）	含漱/湿敷	聚维酮碘溶液	是，否	\
治疗	局部（用药）	含漱/湿敷	碳酸氢钠含漱液	是，否	\
治疗	局部（用药）	含漱/湿敷	酮康唑溶液	是，否	\
治疗	局部（用药）	含漱/湿敷	过氧化氢溶液	是，否	\
治疗	局部（用药）	糊剂/软膏	曲安奈德口腔软膏	是，否	\
治疗	局部（用药）	糊剂/软膏	利多卡因乳膏	是，否	\
治疗	局部（用药）	糊剂/软膏	苯佐卡因凝胶	是，否	\

数据集名称	模块名称	子模块名称	数据元名称	值域	单位
治疗	局部（用药）	喷剂	重组牛碱性成纤维细胞生长因子	是，否	\
治疗	局部（用药）	散剂	养阴生肌散	是，否	\
治疗	局部（用药）	皮下注射	0.1% 肾上腺素	是，否	\
治疗	局部（用药）	其他	其他局部用药	\	\
手术信息	气管切开术	\	\	是，否	\
手术信息	气管插管	\	\	是，否	\

4. 口腔黏膜溃疡类疾病

模块名称	参考标准
4. 口腔黏膜溃疡类疾病	《口腔黏膜病学》，第 5 版，人民卫生出版社

数据集名称	模块名称	子模块名称	数据元名称	值域	单位
现病史	起病情况	\	前驱症状	头痛，发热，局部淋巴结肿痛	\
现病史	症状	复发情况	复发	是，否	\
现病史	症状	复发情况	复发频率	无间歇，每月 1 次或 2 次，每季度 1 次或 2 次，每年 1 次或 2 次	\
现病史	症状	复发情况	复发溃疡数量	\	个
现病史	症状	主观感受	疼痛	是，否	\
现病史	症状	主观感受	口腔干燥	是，否	\
现病史	症状	主观感受	味觉异常	是，否	\
现病史	症状	溃疡	本次起病时长	\	日
现病史	症状	溃疡	发生部位	上唇，下唇，左颊，右颊，舌背，舌尖，左舌腹，右舌腹，软腭，硬腭，左舌腭弓，右舌腭弓，牙龈，口底	\
现病史	症状	溃疡	疼痛评分（VAS）	\	分

数据集名称	模块名称	子模块名称	数据元名称	值域	单位
现病史	诊疗经过	局部（用药）	激素软膏	是，否	\
现病史	诊疗经过	局部（用药）	碘甘油	是，否	\
现病史	诊疗经过	局部（用药）	溃疡散	是，否	\
现病史	诊疗经过	局部（用药）	易可贴	是，否	\
现病史	诊疗经过	局部（用药）	桂林西瓜霜	是，否	\
现病史	诊疗经过	局部（用药）	蜂蜜制剂	是，否	\
现病史	诊疗经过	全身（用药）	沙利度胺	是，否	\
现病史	诊疗经过	全身（用药）	泼尼松	是，否	\
现病史	诊疗经过	全身（用药）	地塞米松	是，否	\
现病史	诊疗经过	全身（用药）	维生素 B 类	是，否	\
现病史	诊疗经过	全身（用药）	维生素 C	是，否	\
现病史	诊疗经过	全身（用药）	复合维生素	是，否	\
现病史	诊疗经过	全身（用药）	硝基咪唑类抗生素	是，否	\
现病史	诊疗经过	全身（用药）	β- 内酰胺类抗生素	是，否	\
既往史	系统性疾病史	消化系统疾病	胃溃疡	是，否	\
既往史	系统性疾病史	消化系统疾病	十二指肠溃疡	是，否	\
既往史	系统性疾病史	消化系统疾病	溃疡性结肠炎	是，否	\
既往史	系统性疾病史	消化系统疾病	局限性肠炎	是，否	\
既往史	系统性疾病史	消化系统疾病	肝胆疾病	是，否	\
既往史	系统性疾病史	恶性肿瘤	实体肿瘤	是，否	\

数据集名称	模块名称	子模块名称	数据元名称	值域	单位
既往史	系统性疾病史	恶性肿瘤	放射治疗	是，否	\
既往史	系统性疾病史	恶性肿瘤	化学治疗	是，否	\
既往史	系统性疾病史	精神疾病	抑郁	是，否	\
既往史	系统性疾病史	精神疾病	焦虑	是，否	\
既往史	系统性疾病史	精神疾病	躁狂	是，否	\
既往史	过敏史	\	药物过敏	是，否	\
既往史	过敏史	\	药物过敏情况	\	\
既往史	过敏史	\	食物过敏	是，否	\
既往史	过敏史	\	食物过敏情况	\	\
既往史	家族史	\	直系亲属复发性溃疡史	有，无	\
体格检查	体征	口腔	溃疡形态	圆形，卵圆形，不规则	\
体格检查	体征	口腔	溃疡直径	\	mm
体格检查	体征	口腔	溃疡边缘隆起	有，无	\
体格检查	体征	口腔	溃疡深度	表浅，较深，深达肌层	\
体格检查	体征	口腔	溃疡质地	软，韧，硬	\
体格检查	体征	口腔	溃疡数量	\	个
体格检查	体征	口腔	一般情况	瘢痕形成，黏膜萎缩变薄，充血	\
体格检查	体征	皮肤	皮肤病损	有，无	\
体格检查	体征	皮肤	结节红斑	有，无	\
体格检查	体征	皮肤	针刺反应	阳性，阴性	

数据集名称	模块名称	子模块名称	数据元名称	值域	单位
体格检查	体征	皮肤	痤疮样皮疹	有，无	
体格检查	体征	外阴	外阴溃疡	有，无	\
体格检查	体征	眼	眼部病损	是，否	\
辅助检查	病理	\	非特异性炎症	是，否	\
辅助检查	病理	\	异常增生 / 癌性溃疡表现	有，无	\
辅助检查	病理	\	结核性溃疡表现	有，无	\
辅助检查	检验	\	红细胞沉降率（ESR）	\	mm/h
辅助检查	检验	\	C 反应蛋白	\	mg/L
辅助检查	检验	血小板凝集功能	血小板聚集试验（以 ADP 为诱导剂的 PAgT）	\	%
辅助检查	检验	血小板凝集功能	血小板聚集试验（以 ADR 为诱导剂的 PAgT）	\	%
辅助检查	检验	\	HLA-B51	阳性，阴性	\
诊断	\	\	复发性阿弗他溃疡（轻型）	是，否	
诊断	\	\	复发性阿弗他溃疡（重型）	是，否	
诊断	\	\	复发性阿弗他溃疡（疱疹样型）	是，否	
诊断	\	\	白塞综合征	是，否	
诊断	\	\	创伤性溃疡	是，否	
诊断	\	\	放化疗性口腔黏膜炎	是，否	
诊断	\	\	结核性溃疡	是，否	

4.
口腔黏膜溃疡类疾病

数据集名称	模块名称	子模块名称	数据元名称	值域	单位
诊断	\	\	口腔溃疡（伴异常增生）	是，否	\
治疗	全身（用药）	糖皮质激素	泼尼松	是，否	\
治疗	全身（用药）	糖皮质激素	地塞米松	是，否	\
治疗	全身（用药）	免疫抑制剂	硫唑嘌呤	是，否	\
治疗	全身（用药）	免疫抑制剂	环磷酰胺	是，否	\
治疗	全身（用药）	免疫增强剂	胸腺素	是，否	\
治疗	全身（用药）	免疫增强剂	甘露聚糖肽片	是，否	\
治疗	全身（用药）	免疫增强剂	丙种球蛋白	是，否	\
治疗	全身（用药）	其他药物	沙利度胺	是，否	\
治疗	全身（用药）	其他药物	甘草锌颗粒	是，否	\
治疗	局部（用药）	抗炎类药物	西吡氯铵含漱液	是，否	\
治疗	局部（用药）	抗炎类药物	西吡氯铵含片	是，否	\
治疗	局部（用药）	抗炎类药物	氯己定含漱液	是，否	\
治疗	局部（用药）	抗炎类药物	聚维酮碘含漱液	是，否	\
治疗	局部（用药）	镇痛类药物	利多卡因凝胶	是，否	\
治疗	局部（用药）	镇痛类药物	苯佐卡因凝胶	是，否	\
治疗	局部（用药）	促进愈合类药物	重组人表皮生长因子凝胶（酵母）	是，否	\
治疗	局部（用药）	促进愈合类药物	重组牛碱性成纤维细胞生长因子外用溶液	是，否	\
治疗	局部（用药）	促进愈合类药物	重组牛碱性成纤维细胞生长因子凝胶	是，否	\
治疗	局部（用药）	糖皮质激素类药物	地塞米松软膏	是，否	\

数据集名称	模块名称	子模块名称	数据元名称	值域	单位
治疗	局部（用药）	糖皮质激素类药物	曲安奈德口腔软膏	是，否	\
治疗	局部（用药）	糖皮质激素类药物	醋酸曲安奈德注射液	是，否	\
治疗	局部（用药）	糖皮质激素类药物	醋酸泼尼松龙注射液	是，否	\
治疗	局部（用药）	其他局部制剂	氨来呫诺糊剂	是，否	\
治疗	物理治疗	激光治疗	低剂量照射激光	是，否	\
治疗	物理治疗	激光治疗	低剂量照射激光类型	CO_2 激光，二极管激光	\
治疗	物理治疗	\	超声波雾化治疗	是，否	\
治疗	物理治疗	\	微波治疗	是，否	\
治疗	心理治疗	\	心理辅导	是，否	\
治疗	心理治疗	\	药物治疗	是，否	\
治疗	中医中药治疗	\	昆明山海棠片	是，否	\
治疗	中医中药治疗	\	白芍总苷胶囊	是，否	\
治疗	中医中药治疗	\	冰硼散	是，否	\
治疗	中医中药治疗	\	西瓜霜	是，否	\
治疗	中医中药治疗	\	双料喉风散	是，否	\
预防	口腔局部	去除口腔病灶	去除残根残冠	是，否	\
预防	口腔局部	去除口腔病灶	拔除阻生齿	是，否	\
预防	口腔局部	去除口腔病灶	去除口内不良修复体	是，否	\
预防	口腔局部	去除口腔病灶	去除牙结石	是，否	\
预防	口腔局部	去除口腔病灶	治疗龋齿	是，否	\

4. 口腔黏膜溃疡类疾病

5. 口腔黏膜大疱性疾病

模块名称	参考标准
5. 口腔黏膜大疱性疾病	《口腔黏膜病学》，第 5 版，人民卫生出版社 《皮肤性病学》，第 8 版，人民卫生出版社

数据集名称	模块名称	子模块名称	数据元名称	值域	单位
现病史	症状	主要症状	患病时长	\	年，月，周，日
现病史	症状	主要症状	糜烂	有，无	\
现病史	症状	主要症状	出血	有，无	\
现病史	症状	主要症状	水疱	有，无	\
现病史	症状	主要症状	病损位置	口腔，鼻腔，眼，皮肤，外生殖器，肛门等	\
现病史	症状	主要症状	糜烂自限性	是，否	\
现病史	症状	口腔症状	疼痛	有，无	\
现病史	症状	皮肤症状	瘙痒	有，无	\
现病史	症状	皮肤症状	疼痛	有，无	\
现病史	症状	皮肤症状	溃烂	有，无	\
现病史	症状	眼部症状	病程	小于 3 周，大于 3 周	\
现病史	症状	眼部症状	患病部位	左眼，右眼，双眼	\

数据集名称	模块名称	子模块名称	数据元名称	值域	单位
现病史	症状	眼部症状	分泌物	有，无	\
现病史	症状	眼部症状	眼睑肿胀	有，无	\
现病史	症状	全身症状	发热	有，无	\
现病史	症状	全身症状	淋巴结肿大	有，无	\
既往史	家族史	\	遗传史	有，无	\
既往史	日照史	\	日光照射	有，无	\
既往史	日照史	\	日照时长	\	年，月，周，日
既往史	系统性疾病	精神疾病	精神病史	有，无	\
既往史	系统性疾病	精神疾病	癫痫	有，无	\
既往史	系统性疾病	精神疾病	抑郁	有，无	\
既往史	系统性疾病	精神疾病	焦虑	有，无	\
既往史	系统性疾病	精神疾病	失眠	有，无	\
既往史	系统性疾病	精神疾病	精神失常	有，无	\
既往史	系统性疾病	眼部疾病	青光眼	有，无	\
既往史	系统性疾病	眼部疾病	白内障	有，无	\
既往史	系统性疾病	眼部疾病	角膜炎	有，无	\
既往史	系统性疾病	眼部疾病	角膜溃疡	有，无	\
既往史	系统性疾病	眼部疾病	结膜炎	有，无	\
既往史	系统性疾病	消化系统疾病	消化性溃疡	有，无	\
既往史	系统性疾病	消化系统疾病	慢性营养不良	有，无	\

数据集名称	模块名称	子模块名称	数据元名称	值域	单位
既往史	系统性疾病	泌尿系统疾病	肾病	有，无	\
既往史	系统性疾病	泌尿系统疾病	泌尿系统感染	有，无	\
既往史	系统性疾病	内分泌系统疾病	糖尿病	有，无	\
既往史	系统性疾病	内分泌系统疾病	皮质醇增多症（库欣综合征）	有，无	\
既往史	系统性疾病	循环系统疾病	高血压	有，无	\
既往史	系统性疾病	循环系统疾病	动脉粥样硬化	有，无	\
既往史	系统性疾病	循环系统疾病	血栓	有，无	\
既往史	系统性疾病	循环系统疾病	心力衰竭	有，无	\
既往史	系统性疾病	循环系统疾病	高脂血症	有，无	\
既往史	系统性疾病	骨骼肌肉系统疾病	骨质疏松	有，无	\
既往史	系统性疾病	骨骼肌肉系统疾病	重症肌无力	有，无	\
既往史	系统性疾病	骨骼肌肉系统疾病	肌肉萎缩	有，无	\
既往史	系统性疾病	呼吸系统疾病	活动性肺结核	有，无	\
既往史	系统性疾病	呼吸系统疾病	肺炎	有，无	\
既往史	系统性疾病	其他感染性疾病	细菌感染	有，无	\
既往史	系统性疾病	其他感染性疾病	真菌感染	有，无	\
既往史	系统性疾病	其他感染性疾病	病毒感染	有，无	\
既往史	婚育史	\	妊娠期	是，否	\
既往史	婚育史	\	哺乳期	是，否	\
既往史	外伤史	\	外伤	有，无	\

数据集名称	模块名称	子模块名称	数据元名称	值域	单位
既往史	外伤史	\	外伤时间	\	年，月，周，日
既往史	手术史	\	\	有，无	\
既往史	其他	\	电离辐射	有，无	\
体格检查	体征	口腔检查	水疱	有，无	\
体格检查	体征	口腔检查	疱壁	薄，厚	\
体格检查	体征	口腔检查	糜烂	有，无	\
体格检查	体征	口腔检查	糜烂位置	舌（舌背，舌缘），牙龈（具体牙位），前庭（对应牙位），唇（上唇，下唇，双唇），腭（软腭，硬腭），口底（左侧，右侧，双侧）	\
体格检查	体征	口腔检查	假膜	有，无	\
体格检查	体征	口腔检查	假膜颜色	灰白色，黄白色	\
体格检查	体征	口腔检查	糜烂边缘	清晰，模糊	\
体格检查	体征	口腔检查	边缘炎症反应	有，无	\
体格检查	体征	口腔检查	组织增生	有，无	\
体格检查	体征	口腔检查	瘢痕形成	有，无	\
体格检查	体征	口腔检查	口臭	有，无	\
体格检查	体征	口腔检查	唾液量	增多，正常，减少	\
体格检查	体征	口腔检查	唾液血迹	有，无	\
体格检查	体征	口腔检查	尼氏征	阳性，阴性	\
体格检查	体征	口腔检查	揭皮试验	阳性，阴性	\

数据集名称	模块名称	子模块名称	数据元名称	值域	单位
体格检查	体征	口腔检查	探针试验	阳性，阴性	\
体格检查	体征	口腔检查	网状白纹	有，无	\
体格检查	体征	皮肤检查	病损部位	头皮，面部，颈，前胸，腹部，背部，腋窝，腹股沟，上肢，下肢，外阴，肛门	\
体格检查	体征	皮肤检查	皮肤红斑	有，无	\
体格检查	体征	皮肤检查	水疱	有，无	\
体格检查	体征	皮肤检查	水疱性质	松弛性，紧张性	\
体格检查	体征	皮肤检查	疱壁	薄，厚	\
体格检查	体征	皮肤检查	疱液	清澈，浑浊	\
体格检查	体征	皮肤检查	渗出	有，无	\
体格检查	体征	皮肤检查	结痂	有，无	\
体格检查	体征	皮肤检查	尼氏征	阳性，阴性	\
体格检查	体征	皮肤检查	组织增生	有，无	\
体格检查	体征	皮肤检查	增生部位	踝部，腕部，生殖器，其他部位	\
体格检查	体征	眼部检查	结膜充血	有，无	\
体格检查	体征	眼部检查	结膜分泌物	有，无	\
体格检查	体征	眼部检查	结膜分泌物性状	脓性，黏脓性，浆液性	\
体格检查	体征	眼部检查	瘢痕	有，无	\
体格检查	体征	眼部检查	睑球粘连	有，无	\

数据集名称	模块名称	子模块名称	数据元名称	值域	单位
体格检查	体征	眼部检查	睑内翻	有，无	\
体格检查	体征	眼部检查	倒睫	有，无	\
体格检查	体征	眼部检查	泪腺分泌	正常，减少	\
体格检查	体征	眼部检查	鼻泪管	通畅，阻塞	\
体格检查	体征	\	体重	\	kg
体格检查	体征	血压	收缩压	\	mmHg
体格检查	体征	血压	舒张压	\	mmHg
辅助检查	组织病理学检查	固有层	淋巴细胞浸润	有，无	\
辅助检查	组织病理学检查	棘层	棘层增厚	有，无	\
辅助检查	组织病理学检查	棘层	棘层萎缩	有，无	\
辅助检查	检验	血糖	空腹血糖	\	mmol/L
辅助检查	检验	血常规	白细胞计数	\	$\times 10^9$/L
辅助检查	检验	血常规	中性粒细胞百分比	\	%
辅助检查	检验	血常规	中性粒细胞计数	\	$\times 10^9$/L
辅助检查	检验	血常规	嗜酸性粒细胞百分比	\	%
辅助检查	检验	血常规	嗜酸性粒细胞计数	\	$\times 10^9$/L
辅助检查	检验	血常规	淋巴细胞百分比	\	%
辅助检查	检验	血常规	淋巴细胞计数	\	$\times 10^9$/L
辅助检查	检验	血常规	单核细胞百分比	\	%
辅助检查	检验	血常规	单核细胞计数	\	$\times 10^9$/L

数据集名称	模块名称	子模块名称	数据元名称	值域	单位
辅助检查	检验	血常规	血小板	\	$\times 10^9$/L
辅助检查	检验	肝功能	总蛋白（TP）	\	g/L
辅助检查	检验	肝功能	白蛋白（ALB）	\	g/L
辅助检查	检验	肝功能	白蛋白 / 球蛋白（A/G）	\	\
辅助检查	检验	肝功能	天冬氨酸转氨酶（AST）	\	U/L
辅助检查	检验	肝功能	丙氨酸转氨酶（ALT）	\	U/L
辅助检查	检验	肝炎病毒标志物	甲肝抗体	阳性，阴性	\
辅助检查	检验	肝炎病毒标志物	乙肝表面抗原（HBsAg）	阳性，阴性	\
辅助检查	检验	肝炎病毒标志物	乙肝表面抗体（抗 -HBs）	阳性，阴性	\
辅助检查	检验	肝炎病毒标志物	乙肝 e 抗原（HBeAg）	阳性，阴性	\
辅助检查	检验	肝炎病毒标志物	乙肝 e 抗体（抗 -HBe）	阳性，阴性	\
辅助检查	检验	肝炎病毒标志物	乙肝核心抗体（抗 -HBc）	阳性，阴性	\
辅助检查	检验	肝炎病毒标志物	乙肝病毒 DNA	阳性，阴性	\
辅助检查	检验	肝炎病毒标志物	丙肝抗体	阳性，阴性	\
辅助检查	检验	肝炎病毒标志物	丙肝病毒 RNA	阳性，阴性	\
辅助检查	检验	肝炎病毒标志物	丁肝抗体	阳性，阴性	\
辅助检查	检验	肝炎病毒标志物	戊肝病毒抗体	阳性，阴性	\
辅助检查	检验	肾功能	尿素氮	\	mmol/L
辅助检查	检验	肾功能	血肌酐浓度	\	μmol/L
辅助检查	检验	肾功能	血清尿酸浓度	\	μmol/L

数据集名称	模块名称	子模块名称	数据元名称	值域	单位
辅助检查	检验	肾功能	血 β_2 微球蛋白	\	mg/L
辅助检查	检验	肾功能	血清胱抑素 C 测定	\	mg/L
辅助检查	检验	生化	血清 K^+ 浓度	\	mmol/L
辅助检查	检验	生化	血清 Na^+ 浓度	\	mmol/L
辅助检查	检验	生化	血清 Ca^{2+} 浓度	\	mmol/L
辅助检查	检验	生化	血清 Mg^{2+} 浓度	\	mmol/L
辅助检查	检验	生化	血清磷浓度	\	mmol/L
辅助检查	检验	尿常规	pH	\	\
辅助检查	检验	尿常规	隐血	阳性，阴性	\
辅助检查	检验	尿常规	红细胞	\	个 /μl
辅助检查	检验	尿常规	白细胞	\	个 /μl
辅助检查	检验	尿常规	尿蛋白定性	−，微量，+，++，+++，++++	\
辅助检查	检验	尿常规	尿葡萄糖定性	\	mmol/24h
辅助检查	检验	\	结核菌素试验	阳性，阴性	\
治疗	药物治疗	\	给药途径	口服（po），静脉滴注（ivgtt），局部注射，含漱，外用	\
治疗	药物治疗	\	给药频次	1 次 / 日（qd），2 次 / 日（bid），3 次 / 日（tid），其他	\
治疗	全身（用药）	糖皮质激素	氢化可的松	是，否	\
治疗	全身（用药）	糖皮质激素	泼尼松	是，否	\

数据集名称	模块名称	子模块名称	数据元名称	值域	单位
治疗	全身（用药）	糖皮质激素	地塞米松	是，否	\
治疗	全身（用药）	免疫抑制剂	硫唑嘌呤（AZA）	是，否	\
治疗	全身（用药）	免疫抑制剂	吗替麦考酚酯（MMF）	是，否	\
治疗	全身（用药）	免疫抑制剂	环磷酰胺（CTX）	是，否	\
治疗	全身（用药）	免疫抑制剂	甲氨蝶呤（MTX）	是，否	\
治疗	全身（用药）	免疫抑制剂	环孢素（CsA）	是，否	\
治疗	全身（用药）	免疫抑制剂	羟氯喹	是，否	\
治疗	全身（用药）	免疫抑制剂	沙利度胺	是，否	\
治疗	全身（用药）	生物制剂	利妥昔单抗	是，否	\
治疗	全身（用药）	胃黏膜保护剂	铝碳酸镁	是，否	\
治疗	全身（用药）	其他药物	钙片	是，否	\
治疗	全身（用药）	其他药物	氨苯砜	是，否	\
治疗	全身（用药）	其他药物	四环素	是，否	\
治疗	全身（用药）	营养元素	维生素 E	是，否	\
治疗	局部（用药）	糖皮质激素	曲安奈德口腔软膏	是，否	\
治疗	局部（用药）	糖皮质激素	曲安奈德混悬液	是，否	\
治疗	局部（用药）	生长因子	表皮生长因子	是，否	\
治疗	局部（用药）	含漱液	氯己定	是，否	\
治疗	局部（用药）	含漱液	碳酸氢钠	是，否	\
治疗	局部（用药）	含漱液	地塞米松溶液	是，否	\

数据集名称	模块名称	子模块名称	数据元名称	值域	单位
治疗	局部（用药）	含漱液	西吡氯铵	是，否	\
治疗	局部（用药）	镇痛药	利多卡因凝胶	是，否	\
治疗	局部（用药）	镇痛药	利多卡因含漱液	是，否	\
治疗	中医治疗	\	中药治疗	是，否	\

5.
口腔黏膜大疱性疾病

6. 口腔斑纹类疾病

模块名称	参考标准
6. 口腔斑纹类疾病	《口腔黏膜病学》，第 5 版，人民卫生出版社 《内科学》，第 9 版，人民卫生出版社 《诊断学》，第 9 版，人民卫生出版社

数据集名称	模块名称	子模块名称	数据元名称	值域	单位
现病史	症状	主要症状	口腔症状	无症状，粗糙感，木涩感，烧灼感，痒感，刺激痛，脱色，干燥，反复脱"皮"，口干，味觉减退，烧灼感，唇舌麻木，黏膜水疱，黏膜溃疡，张口受限，吞咽困难	\
现病史	症状	主要症状	皮肤症状	无症状，瘙痒，疼痛，灼热	\
现病史	症状	主要症状	指（趾）甲症状	无症状，疼痛	\
现病史	症状	全身症状	胃肠道症状	有，无	\
现病史	症状	全身症状	不规则发热	有，无	\
现病史	症状	全身症状	关节酸痛	有，无	\
现病史	症状	全身症状	关节炎	有，无	\
现病史	症状	全身症状	淋巴结肿大	有，无	\

数据集名称	模块名称	子模块名称	数据元名称	值域	单位
现病史	症状	全身症状	心脏病变	有，无	\
现病史	症状	全身症状	肾病变	有，无	\
现病史	症状	全身症状	肝脾大	有，无	\
既往史	口腔黏膜病诊疗史	既往治疗史	\	\	\
既往史	口腔黏膜病诊疗史	既往诊断	\	口腔扁平苔藓、口腔白角化症、口腔白斑病、口腔黏膜下纤维性变	\
既往史	口腔黏膜病诊疗史	既往治疗	\	有，无	\
既往史	口腔黏膜病诊疗史	既往治疗措施	\	药物治疗，物理治疗，其他	\
既往史	口腔黏膜病诊疗史	既往治疗效果	\	无效果，好转，痊愈	\
既往史	咀嚼槟榔史	\	咀嚼槟榔	有，无	\
既往史	咀嚼槟榔史	\	咀嚼槟榔时长	\	年，月，周，日
既往史	咀嚼槟榔史	\	咀嚼槟榔量	\	个 / 日
既往史	系统性疾病	其他感染性疾病	链球菌感染	有，无	\
既往史	系统性疾病	其他感染性疾病	其他感染	有，无	\
既往史	系统性疾病	其他疾病	维生素 A 缺乏	有，无	\
既往史	系统性疾病	其他疾病	维生素 B 缺乏	有，无	\
既往史	系统性疾病	其他疾病	维生素 C 缺乏	有，无	\
既往史	系统性疾病	其他疾病	低血清铁	有，无	\
既往史	系统性疾病	其他疾病	低血清硒	有，无	\

数据集名称	模块名称	子模块名称	数据元名称	值域	单位
既往史	系统性疾病	其他疾病	高血清锌	有，无	\
既往史	系统性疾病	其他疾病	高血清铜	有，无	\
既往史	系统性疾病	精神疾病	精神创伤史	有，无	\
既往史	系统性疾病	精神疾病	焦虑	有，无	\
既往史	系统性疾病	精神疾病	抑郁	有，无	\
既往史	系统性疾病	精神疾病	失眠	有，无	\
既往史	系统性疾病	精神疾病	其他精神心理疾病	有，无	\
既往史	日照史	\	日光曝晒	有，无	\
既往史	日照史	\	日照时长	\	小时/日
既往史	用药史	\	氯丙嗪	是，否	\
既往史	用药史	\	肼屈嗪	是，否	\
既往史	用药史	\	异烟肼	是，否	\
既往史	用药史	\	青霉胺	是，否	\
既往史	食物	\	苜蓿芽	是，否	\
体格检查	体征	口腔检查	病损部位	舌（舌背，舌缘），牙龈（具体牙位），前庭（对应牙位），唇（上唇，下唇，双唇），腭（软腭，硬腭），口底（左侧，右侧，双侧）	\
体格检查	体征	口腔检查	病损类型	斑片，丘疹，溃疡，糜烂，充血，过角化	\
体格检查	体征	口腔检查	病损颜色	灰白色，乳白色，红色	\
体格检查	体征	口腔检查	病损面积	\	mm×mm

口腔黏膜病标准数据集

数据集名称	模块名称	子模块名称	数据元名称	值域	单位
体格检查	体征	口腔检查	病损个数	单发，多发	\
体格检查	体征	口腔检查	对称性	有，无	\
体格检查	体征	口腔检查	局部刺激因素	残根，残冠，不良修复体，锐利牙尖，其他	\
体格检查	体征	口腔检查	病损表面	平滑，粗糙，滤泡样，结节样，红色点状	\
体格检查	体征	口腔检查	病损质地	柔软，韧，坚硬	\
体格检查	体征	口腔检查	病损边界	清晰，模糊	\
体格检查	体征	口腔检查	丘疹	有，无	\
体格检查	体征	口腔检查	丘疹形态	网纹型，斑块型，萎缩型	\
体格检查	体征	口腔检查	充血	有，无	\
体格检查	体征	口腔检查	糜烂	有，无	\
体格检查	体征	口腔检查	糜烂面积	\	mm×mm
体格检查	体征	口腔检查	水疱	有，无	\
体格检查	体征	口腔检查	水疱部位	舌（舌背，舌缘），牙龈（具体牙位），前庭（对应牙位），唇（上唇，下唇，双唇），腭（软腭，硬腭），口底（左侧，右侧，双侧）	\
体格检查	体征	口腔检查	水疱大小	\	mm×mm
体格检查	体征	口腔检查	红色斑块	有，无	\
体格检查	体征	口腔检查	红色斑块性状	均质型红斑、间杂型红斑、颗粒型红斑	\

数据集名称	模块名称	子模块名称	数据元名称	值域	单位
体格检查	体征	口腔检查	黏膜弹性	正常，质脆	\
体格检查	体征	口腔检查	暗红色丘疹	有，无	\
体格检查	体征	口腔检查	暗红色斑块	有，无	\
体格检查	体征	口腔检查	红斑样病损	有，无	\
体格检查	体征	口腔检查	糜烂	有，无	\
体格检查	体征	口腔检查	盘状凹陷	有，无	\
体格检查	体征	口腔检查	对称性	有，无	\
体格检查	体征	口腔检查	糜烂边缘	平整，隆起	\
体格检查	体征	口腔检查	病损边缘红晕	有，无	\
体格检查	体征	口腔检查	病损边缘放射状白纹	有，无	\
体格检查	体征	口腔检查	病损超出唇红缘	有，无	\
体格检查	体征	口腔检查	唇红颜色	正常，脱色，色素沉着	\
体格检查	体征	口腔检查	唇红血痂	有，无	\
体格检查	体征	口腔检查	病损可揭去	是，否	\
体格检查	体征	口腔检查	揭除后疼痛	有，无	\
体格检查	体征	口腔检查	揭除后出血	有，无	\
体格检查	体征	口腔检查	下方黏膜	正常，糜烂	\
体格检查	体征	口腔检查	黏膜苍白	有，无	\
体格检查	体征	口腔检查	纤维条索	有，无	\
体格检查	体征	口腔检查	纤维条索部位	翼下颌韧带、颊、舌系带、唇系带	\

数据集名称	模块名称	子模块名称	数据元名称	值域	单位
体格检查	体征	口腔检查	对称性	有，无	\
体格检查	体征	口腔检查	开口度	≥3指，≥2指，≥1指，<1指	\
体格检查	体征	口腔检查	软腭变短	有，无	\
体格检查	体征	口腔检查	腭垂变小	有，无	\
体格检查	体征	口腔检查	弹性下降	有，无	\
体格检查	体征	口腔检查	舌乳头萎缩	有，无	\
体格检查	体征	口腔检查	舌系带变短	有，无	\
体格检查	体征	口腔检查	舌动度减小	有，无	\
体格检查	体征	口腔检查	黏膜溃疡	有，无	\
体格检查	体征	皮肤检查	皮肤病损	有，无	\
体格检查	体征	皮肤检查	皮肤病损部位	踝部，腕部，生殖器，其他部位	\
体格检查	体征	皮肤检查	Wickham 纹	有，无	\
体格检查	体征	皮肤检查	丘疹形态	环状，线状，斑块状	\
体格检查	体征	皮肤检查	皮肤色素	正常，沉着，减退	\
体格检查	体征	皮肤检查	鳞屑	有，无	\
体格检查	体征	皮肤检查	溃疡	有，无	\
体格检查	体征	皮肤检查	病损中心萎缩	有，无	\
体格检查	体征	面部皮肤检查	持久性红色斑	有，无	\
体格检查	体征	面部皮肤检查	病损表面鳞屑覆盖	有，无	\
体格检查	体征	面部皮肤检查	病损表面角质栓	有，无	\

数据集名称	模块名称	子模块名称	数据元名称	值域	单位
体格检查	体征	面部皮肤检查	蝴蝶斑	有，无	\
体格检查	体征	指（趾）甲检查	甲体	正常，变薄，脱落	\
体格检查	体征	指（趾）甲检查	光泽	有，无	\
体格检查	体征	指（趾）甲检查	凹陷	有，无	\
体格检查	体征	指（趾）甲检查	红色针样小点	有，无	\
体格检查	体征	指（趾）甲检查	纵沟	有，无	\
体格检查	体征	指（趾）甲检查	点隙	有，无	\
体格检查	体征	指（趾）甲检查	纵裂	有，无	\
体格检查	体征	指（趾）甲检查	甲床	正常，坏死	\
体格检查	体征	其他黏膜检查	病损	有，无	\
体格检查	体征	其他黏膜检查	病损部位	鼻腔，外阴，肛门	\
体格检查	体征	其他黏膜	肛周红斑性损害	有，无	\
体格检查	体征	其他黏膜	阴道红斑性损害	有，无	\
辅助检查	组织病理学检查	\	活检范围	切除活检，部分切取	\
辅助检查	组织病理学检查	\	异常增生	有，无	\
辅助检查	组织病理学检查	\	异常增生程度	轻度，中度，重度	\
辅助检查	组织病理学检查	黏膜下层	胶原纤维玻璃样变	有，无	\
辅助检查	组织病理学检查	黏膜下层	胶原纤维水肿	有，无	\
辅助检查	组织病理学检查	黏膜下层	胶原纤维断裂	有，无	\
辅助检查	组织病理学检查	黏膜下层	黏膜下层纤维堆积	有，无	\

数据集名称	模块名称	子模块名称	数据元名称	值域	单位
辅助检查	组织病理学检查	固有层	淋巴细胞浸润	有，无	\
辅助检查	组织病理学检查	固有层	固有层纤维堆积	有，无	\
辅助检查	组织病理学检查	固有层	纤维变性	有，无	\
辅助检查	组织病理学检查	固有层	血管闭塞	有，无	\
辅助检查	组织病理学检查	固有层	血管减少	有，无	\
辅助检查	组织病理学检查	固有层	血管扩张	有，无	\
辅助检查	组织病理学检查	固有层	血管周围淋巴细胞浸润	有，无	\
辅助检查	组织病理学检查	固有层	血管周围类纤维蛋白沉淀	有，无	\
辅助检查	组织病理学检查	固有层	玻璃样血栓	有，无	\
辅助检查	组织病理学检查	固有层	毛细血管扩张	有，无	\
辅助检查	组织病理学检查	基底膜	模糊不清	有，无	\
辅助检查	组织病理学检查	钉突	\	伸长变粗，变短消失，无异常	\
辅助检查	组织病理学检查	基底层	基底层裂隙	有，无	\
辅助检查	组织病理学检查	基底层	基底细胞液化变性	有，无	\
辅助检查	组织病理学检查	基底层	基底层增厚	有，无	\
辅助检查	组织病理学检查	棘层	细胞空泡性变	有，无	\
辅助检查	组织病理学检查	棘层	细胞核固缩或消失	有，无	\
辅助检查	组织病理学检查	棘层	棘层增厚	有，无	\
辅助检查	组织病理学检查	棘层	棘层萎缩	有，无	\
辅助检查	组织病理学检查	颗粒层	颗粒层增厚	有，无	\

数据集名称	模块名称	子模块名称	数据元名称	值域	单位
辅助检查	组织病理学检查	上皮层	上皮层增厚	有，无	\
辅助检查	组织病理学检查	上皮层	上皮层不全角化	有，无	\
辅助检查	组织病理学检查	上皮层	上皮萎缩/缺失	有，无	\
辅助检查	组织病理学检查	上皮层	上皮角化过度	有，无	\
辅助检查	组织病理学检查	上皮	细胞异常增生	轻度，中度，重度，无	\
辅助检查	免疫病理学检查	直接免疫荧光（DIF）	基底膜带 IgG 沉积	阳性，阴性	\
辅助检查	免疫病理学检查	直接免疫荧光（DIF）	基底膜带补体 C3 沉积	阳性，阴性	\
辅助检查	免疫病理学检查	直接免疫荧光（DIF）	基底膜带 IgM 沉积	阳性，阴性	\
辅助检查	免疫病理学检查	直接免疫荧光（DIF）	基底膜区纤维蛋白沉积	阳性，阴性	\
辅助检查	免疫病理学检查	直接免疫荧光（DIF）	基底膜区纤维蛋白原沉积	阳性，阴性	\
辅助检查	免疫病理学检查	直接免疫荧光（DIF）	血管壁纤维蛋白沉积	阳性，阴性	\
辅助检查	真菌感染检测	\	口腔白色念珠菌感染检测	阳性，阴性	\
辅助检查	脱落细胞学检查	\	癌变	有，无	\
辅助检查	活体染色检查	\	癌变	有，无	\
辅助检查	自体荧光检查术	\	癌变	有，无	\
辅助检查	检验	血常规	血小板	\	$\times 10^{9}$/L
辅助检查	检验	尿常规	pH	\	\
辅助检查	检验	尿常规	隐血	阳性，阴性	\
辅助检查	检验	尿常规	红细胞	\	个/μl
辅助检查	检验	尿常规	白细胞	\	个/μl

数据集名称	模块名称	子模块名称	数据元名称	值域	单位
辅助检查	检验	尿常规	尿蛋白定性	−，微量，+，++，+++，++++	\
辅助检查	检验	尿常规	尿葡萄糖定量	\	mmol/24h
辅助检查	检验	免疫学指标	抗双链 DNA 抗体	阳性，阴性	\
辅助检查	检验	免疫学指标	抗 Sm 抗体	阳性，阴性	\
辅助检查	检验	免疫学指标	抗磷脂抗体	阳性，阴性	\
辅助检查	检验	免疫学指标	抗核抗体	阳性，阴性	\
辅助检查	检验	免疫学指标	抗单链 DNA 抗体	阳性，阴性	\
辅助检查	检验	免疫学指标	抗 RNA 抗体	阳性，阴性	\
辅助检查	检验	免疫学指标	抗 SS-A 抗体	阳性，阴性	\
辅助检查	检验	免疫学指标	抗甲状腺抗体	阳性，阴性	\
辅助检查	检验	免疫学指标	$CD4^+/CD8^+T$ 细胞比值（1.4 ～ 2.0）	\	\
辅助检查	检验	免疫学指标	血清 γ- 球蛋白	\	g/L
辅助检查	检验	其他指标	红细胞沉降率	\	mm/h
辅助检查	检验	其他指标	冷球蛋白	\	mg/L
辅助检查	检验	其他指标	冷凝集素（效价比）	\	\
辅助检查	检验	其他指标	梅毒	阳性，阴性	\
诊断	口腔斑纹类疾病	口腔扁平苔藓	口腔扁平苔藓（糜烂型）	是，否	\
诊断	口腔斑纹类疾病	口腔扁平苔藓	口腔扁平苔藓（非糜烂型）	是，否	\
诊断	口腔斑纹类疾病	口腔白角化症	口腔白角化症	是，否	\
诊断	口腔斑纹类疾病	口腔白斑病	口腔白斑病（均质型）	是，否	\

数据集名称	模块名称	子模块名称	数据元名称	值域	单位
诊断	口腔斑纹类疾病	口腔白斑病	口腔白斑病（非均质型）	是，否	\
诊断	口腔斑纹类疾病	口腔红斑病	口腔红斑病（均质型）	是，否	\
诊断	口腔斑纹类疾病	口腔红斑病	口腔红斑病（间杂型）	是，否	\
诊断	口腔斑纹类疾病	口腔红斑病	口腔红斑病（颗粒型）	是，否	\
诊断	口腔斑纹类疾病	盘状红斑狼疮	盘状红斑狼疮（局限型）	是，否	\
诊断	口腔斑纹类疾病	盘状红斑狼疮	盘状红斑狼疮（播散型）	是，否	\
诊断	口腔斑纹类疾病	白色海绵状斑痣	白色海绵状斑痣	是，否	\
诊断	口腔斑纹类疾病	口腔黏膜下纤维性变	口腔黏膜下纤维性变	是，否	\
治疗	药物治疗	\	给药途径	口服（po），静脉滴注（ivgtt），局部注射，含漱，外用	\
治疗	药物治疗	\	给药频次	1次／日（qd），2次／日（bid），3次／日（tid），其他	\
治疗	全身（用药）	糖皮质激素	氢化可的松	是，否	\
治疗	全身（用药）	糖皮质激素	泼尼松	是，否	\
治疗	全身（用药）	糖皮质激素	地塞米松	是，否	\
治疗	全身（用药）	免疫抑制剂	硫唑嘌呤（AZA）	是，否	\
治疗	全身（用药）	免疫抑制剂	环磷酰胺（CTX）	是，否	\
治疗	全身（用药）	免疫抑制剂	羟氯喹	是，否	\
治疗	全身（用药）	免疫抑制剂	甲氨蝶呤（MTX）	是，否	\
治疗	全身（用药）	免疫抑制剂	沙利度胺	是，否	\

数据集名称	模块名称	子模块名称	数据元名称	值域	单位
治疗	全身（用药）	免疫增强剂	胸腺肽	是，否	\
治疗	全身（用药）	免疫增强剂	转移因子	是，否	\
治疗	全身（用药）	抗氧化剂	β-胡萝卜素	是，否	\
治疗	全身（用药）	抗氧化剂	番茄红素	是，否	\
治疗	全身（用药）	维A酸类	维A酸	是，否	\
治疗	全身（用药）	营养元素	维生素A	是，否	\
治疗	全身（用药）	营养元素	维生素B	是，否	\
治疗	全身（用药）	营养元素	维生素C	是，否	\
治疗	全身（用药）	营养元素	维生素D	是，否	\
治疗	全身（用药）	营养元素	维生素E	是，否	\
治疗	全身（用药）	中成药	雷公藤总苷	是，否	\
治疗	全身（用药）	中成药	昆明山海棠片	是，否	\
治疗	全身（用药）	中成药	白芍总苷	是，否	\
治疗	全身（用药）	外周血管扩张剂	己酮可可碱	是，否	\
治疗	全身（用药）	外周血管扩张剂	丁咯地尔	是，否	\
治疗	全身（用药）	外周血管扩张剂	盐酸布酚宁	是，否	\
治疗	全身（用药）	外周血管扩张剂	异克舒令	是，否	\
治疗	局部（用药）	糖皮质激素	曲安奈德口腔软膏	是，否	\
治疗	局部（用药）	糖皮质激素	曲安奈德混悬液	是，否	\
治疗	局部（用药）	免疫抑制剂	他克莫司	是，否	\

数据集名称	模块名称	子模块名称	数据元名称	值域	单位
治疗	局部（用药）	维 A 酸类	维 A 酸软膏	是，否	\
治疗	局部（用药）	抗真菌药物	制霉菌素含漱液	是，否	\
治疗	局部（用药）	抗真菌药物	碳酸氢钠含漱液	是，否	\
治疗	局部（用药）	抗真菌药物	制霉菌素药膏	是，否	\
治疗	局部（用药）	抗生素药物	红霉素软膏	是，否	\
治疗	局部（用药）	抗氧化剂	维生素 E	是，否	\
治疗	局部（用药）	镇痛药	利多卡因凝胶	是，否	\
治疗	局部（用药）	镇痛药	漱口水 + 利多卡因	是，否	\
治疗	局部（用药）	抗纤维化药物	透明质酸酶	是，否	\
治疗	局部（用药）	抗纤维化药物	胰凝乳蛋白酶	是，否	\
治疗	中医中药治疗	\	中药治疗	是，否	\
治疗	物理治疗	\	光动力治疗	是，否	\
治疗	物理治疗	\	冷冻治疗	是，否	\
治疗	物理治疗	\	激光治疗	是，否	\
治疗	物理治疗	\	高压氧治疗	是，否	\
诊断	手术治疗	\	手术切除	是，否	\
治疗	其他治疗	\	心理治疗	是，否	\
治疗	其他	去除局部刺激	调𬌗	是，否	\
治疗	其他	去除局部刺激	更换修复体	是，否	\
治疗	其他	去除局部刺激	更换充填体	是，否	\

数据集名称	模块名称	子模块名称	数据元名称	值域	单位
治疗	其他	去除局部刺激	拔除残根残冠	是，否	\
治疗	其他	去除局部刺激	拔除智齿	是，否	\
治疗	其他	纠正不良习惯	纠正咬唇（颊）习惯	是，否	\
治疗	其他	纠正不良习惯	戒烟	是，否	\
治疗	其他	纠正不良习惯	戒食槟榔	是，否	\

6.
口腔斑纹类疾病

7. 口腔黏膜肉芽肿性疾病

模块名称	参考标准
7. 口腔黏膜肉芽肿性疾病	《口腔黏膜病学》，第 5 版，人民卫生出版社

数据集名称	模块名称	子模块名称	数据元名称	值域	单位
现病史	起病情况	\	诱发因素	食物过敏，可疑感染（包括结核分枝杆菌、类结核分枝杆菌、金黄色葡萄球菌、螺旋体等）	\
现病史	症状	\	起病时间	\	年，月，日
现病史	症状	主观感受（口腔）	口腔局部肿胀	是，否	\
现病史	症状	主观感受（口腔）	口腔疼痛	是，否	\
现病史	症状	主观感受（口腔）	口腔干燥	是，否	\
现病史	症状	主观感受（口腔）	口臭	是，否	\
现病史	症状	主观感受（口腔）	功能障碍	是，否	\
现病史	症状	主观感受（口腔）	持续时间	\	日
现病史	症状	全身表现	午后低热	是，否	\
现病史	症状	全身表现	乏力	是，否	\
现病史	症状	全身表现	营养不良性贫血	是，否	\
现病史	症状	全身表现	颈部淋巴结肿大	是，否	\

数据集名称	模块名称	子模块名称	数据元名称	值域	单位
现病史	症状	全身表现	肝脾大	是，否	\
现病史	症状	全身表现	发热	有，无	\
现病史	症状	全身表现	关节痛	是，否	\
现病史	症状	全身表现	体重下降	是，否	\
现病史	症状	呼吸系统表现	鼻出血	有，无	\
现病史	症状	呼吸系统表现	脓性鼻涕	是，否	\
现病史	症状	呼吸系统表现	鼻窦炎症状	是，否	\
现病史	症状	呼吸系统表现	咳嗽	是，否	\
现病史	症状	呼吸系统表现	咯血	有，无	\
现病史	症状	呼吸系统表现	肺功能不全	是，否	\
现病史	症状	泌尿系统表现	尿中带血	是，否	\
现病史	症状	泌尿系统表现	尿毒症	是，否	\
现病史	症状	泌尿系统表现	肾衰竭	是，否	\
现病史	症状	眼部表现	突眼	是，否	\
现病史	症状	眼部表现	视力障碍	是，否	\
现病史	症状	眼部表现	慢性虹膜睫状体炎	是，否	\
现病史	症状	眼部表现	葡萄膜炎	是，否	\
现病史	症状	皮肤表现	坏疽性脓皮病	是，否	\
现病史	症状	皮肤表现	皮肤红斑 / 结节	有，无	\
现病史	症状	皮肤表现	皮肤硬结	有，无	\

数据集名称	模块名称	子模块名称	数据元名称	值域	单位
现病史	症状	皮肤表现	皮肤溃烂	是，否	\
现病史	症状	神经系统病变	\	是，否	\
现病史	症状	关节病变	\	是，否	\
现病史	症状	消化道表现	腹部肿块	是，否	\
现病史	症状	消化道表现	右下腹阵发性绞痛	是，否	\
现病史	症状	消化道表现	脓血便	是，否	\
现病史	症状	消化道表现	剧烈腹痛	是，否	\
现病史	症状	消化道表现	剧烈腹胀	是，否	\
现病史	症状	消化道表现	呕吐	是，否	\
现病史	症状	消化道表现	便秘	是，否	\
现病史	症状	其他肠外表现	骶髂关节炎	是，否	\
现病史	症状	其他肠外表现	脊椎炎	是，否	\
现病史	症状	其他肠外表现	肾结石	是，否	\
现病史	诊疗经过	局部（用药）	曲安奈德局部封闭	是，否	\
现病史	诊疗经过	局部（用药）	激素软膏	是，否	\
现病史	诊疗经过	全身（用药）	沙利度胺	是，否	\
现病史	诊疗经过	全身（用药）	糖皮质激素类	是，否	\
现病史	诊疗经过	全身（用药）	抗生素类	是，否	\
既往史	系统性疾病史	消化系统疾病	胃溃疡	是，否	\
既往史	系统性疾病史	消化系统疾病	十二指肠溃疡	是，否	\

数据集名称	模块名称	子模块名称	数据元名称	值域	单位
既往史	系统性疾病史	消化系统疾病	溃疡性结肠炎	是，否	\
既往史	系统性疾病史	消化系统疾病	局限性肠炎	是，否	\
既往史	系统性疾病史	消化系统疾病	肝胆疾病	是，否	\
既往史	系统性疾病史	精神疾病	抑郁	是，否	\
既往史	系统性疾病史	精神疾病	焦虑	是，否	\
既往史	系统性疾病史	精神疾病	躁狂	是，否	\
既往史	系统性疾病史	呼吸系统疾病	\	是，否	\
既往史	过敏史	\	药物过敏	有，无	\
既往史	过敏史	\	药物过敏情况	\	\
既往史	过敏史	\	食物过敏	有，无	\
既往史	过敏史	\	食物过敏情况	\	\
既往史	家族史	\	亲属相似病史	有，无	\
体格检查	体征	口腔检查	局部肿胀	有，无	\
体格检查	体征	口腔检查	肿胀部位	上唇，下唇，左颊，右颊，牙龈，舌背，左舌腹，右舌腹，软腭，硬腭，左舌腭弓，右舌腭弓，口底	\
体格检查	体征	口腔检查	唇对称性肿胀	有，无	\
体格检查	体征	口腔检查	唇弥散性肿胀	有，无	\
体格检查	体征	口腔检查	肿胀部位触之韧感	有，无	\
体格检查	体征	口腔检查	肿胀部位触之沙砾感/结节感	有，无	\

7. 口腔黏膜肉芽肿性疾病

数据集名称	模块名称	子模块名称	数据元名称	值域	单位
体格检查	体征	口腔检查	肿胀部位触之分叶状	有，无	\
体格检查	体征	口腔检查	唇深红色	是，否	\
体格检查	体征	口腔检查	唇周皮肤深红色	是，否	\
体格检查	体征	口腔检查	唇红脱屑	有，无	\
体格检查	体征	口腔检查	唇红皲裂	有，无	\
体格检查	体征	口腔检查	牙龈肿胀表面光滑	是，否	\
体格检查	体征	口腔检查	牙龈肿胀表面颗粒状	有，无	\
体格检查	体征	口腔检查	黏膜增厚	有，无	\
体格检查	体征	口腔检查	黏膜增厚部位	上唇，下唇，左颊，右颊，牙龈，舌背，左舌腹，右舌腹，软腭，硬腭，左舌腭弓，右舌腭弓，口底	\
体格检查	体征	口腔检查	黏膜硬结	是，否	\
体格检查	体征	口腔检查	黏膜硬结部位	上唇，下唇，左颊，右颊，牙龈，舌背，左舌腹，右舌腹，软腭，硬腭，左舌腭弓，右舌腭弓，口底	\
体格检查	体征	口腔检查	条索状增生皱襞	是，否	\
体格检查	体征	口腔检查	条索状增生皱襞发生部位	上唇，下唇，左颊，右颊，牙龈，舌背，左舌腹，右舌腹，软腭，硬腭，左舌腭弓，右舌腭弓	\
体格检查	体征	口腔检查	线状口腔溃疡	是，否	\
体格检查	体征	口腔检查	阿弗他口腔溃疡	是，否	\
体格检查	体征	口腔检查	坏死性肉芽肿性溃疡（溃疡深大）	是，否	\

数据集名称	模块名称	子模块名称	数据元名称	值域	单位
体格检查	体征	口腔检查	口腔溃疡部位	上唇，下唇，左颊，右颊，牙龈，舌背，左舌腹，右舌腹，软腭，硬腭，左舌腭弓，右舌腭弓，口底	\
体格检查	体征	口腔检查	牙槽骨骨质破坏	是，否	\
体格检查	体征	口腔检查	牙槽骨骨质破坏程度	轻度，中度，重度	\
体格检查	体征	口腔检查	牙齿松动	是，否	\
体格检查	体征	口腔检查	牙齿松动程度	Ⅰ°，Ⅱ°，Ⅲ°	\
体格检查	体征	口腔检查	其他骨破坏	是，否	\
体格检查	体征	口腔检查	其他骨破坏体征	骨面暴露，口鼻穿通，拔牙创面不愈合	\
体格检查	体征	口腔检查	特异性口臭	是，否	\
体格检查	体征	面部	面部肿胀	是，否	\
体格检查	体征	面部	面部肿胀（部位）	腮腺区，眶下部，唇周，眼睑，鼻，下颌缘	\
体格检查	体征	面部	腮腺对称性肿胀	是，否	\
体格检查	体征	面部	腮腺区可触及硬结	是，否	\
体格检查	体征	面部	面神经麻痹	是，否	\
体格检查	体征	面部	面神经麻痹部位	颞支，颧支，颊支，下颌缘支，颈支	\
体格检查	体征	鼻	脓性/血性分泌物	是，否	\
体格检查	体征	眼	视力下降	是，否	\
体格检查	体征	眼	角膜溃疡	是，否	\
体格检查	体征	眼	结膜炎体征	是，否	\

数据集名称	模块名称	子模块名称	数据元名称	值域	单位
体格检查	体征	眼	葡萄膜炎体征	是，否	\
体格检查	体征	皮肤	坏死性结节	有，无	\
体格检查	体征	皮肤	皮肤溃疡	有，无	\
体格检查	体征	皮肤	皮肤溃疡部位	面部，四肢，躯干	\
体格检查	体征	皮肤	皮肤暗红色丘疹	有，无	\
体格检查	体征	皮肤	皮肤结节或结节性红斑	有，无	\
体格检查	体征	皮肤	皮肤色素斑	有，无	\
体格检查	体征	腹部	肿块	有，无	\
体格检查	体征	腹部	压痛	有，无	\
体格检查	体征	颈部淋巴结	肿大	有，无	\
体格检查	体征	颈部淋巴结	粘连	有，无	\
体格检查	体征	颈部淋巴结	波动感	有，无	\
辅助检查	病理	\	非干酪样坏死性肉芽肿	是，否	\
辅助检查	病理	\	组织细胞和淋巴细胞组成灶状结节	是，否	\
辅助检查	病理	\	肉芽肿中心有血管通过	是，否	\
辅助检查	病理	\	淋巴细胞浸润	是，否	\
辅助检查	病理	\	浆细胞浸润	是，否	\
辅助检查	病理	\	上皮样细胞结节	是，否	\
辅助检查	病理	\	结节内小血管	是，否	\
辅助检查	病理	\	结节中心干酪化	是，否	\

数据集名称	模块名称	子模块名称	数据元名称	值域	单位
辅助检查	病理	\	肉芽肿内见星状体	是，否	\
辅助检查	病理	\	舒曼体	是，否	\
辅助检查	病理	网状纤维染色	大量嗜银的网状纤维架	是，否	\
辅助检查	病理	免疫荧光	肉芽肿内有以 IgG 为主的免疫球蛋白沉积	是，否	\
辅助检查	病理	\	坏死性肉芽肿	是，否	\
辅助检查	病理	\	动脉壁中性粒细胞浸润	是，否	\
辅助检查	病理	\	动脉周围中性粒细胞浸润	是，否	\
辅助检查	病理	\	血管外区域中性粒细胞浸润	是，否	\
辅助检查	病理	直接免疫荧光	补体和免疫球蛋白 IgG 散在沉积	是，否	\
辅助检查	粪便常规检查	\	粪便隐血	阳性，阴性	\
辅助检查	肠道钡剂造影	\	肠管狭窄呈"香肠状"	是，否	\
辅助检查	肠道钡剂造影	\	肠病变节段分布	是，否	\
辅助检查	肠道钡剂造影	\	典型的"卵石征"	是，否	\
辅助检查	CT 检查	肠	肠壁增厚	是，否	\
辅助检查	CT 检查	肠	肠壁血管强化	是，否	\
辅助检查	CT 检查	肠	肠系膜纤维脂肪增生	是，否	\
辅助检查	CT 检查	肠	肠系膜血管增多	是，否	\
辅助检查	CT 检查	肠	肠系膜血管扩张	是，否	\
辅助检查	CT 检查	肠	肠系膜淋巴结肿大	是，否	\
辅助检查	CT 检查	肠外并发症	腹腔内脓肿	是，否	\

7. 口腔黏膜肉芽肿性疾病

数据集名称	模块名称	子模块名称	数据元名称	值域	单位
辅助检查	CT 检查	肠外并发症	邻近脏器受损	是，否	\
辅助检查	MRI 检查	肠	节段性肠壁增厚，肠管狭窄	是，否	\
辅助检查	MRI 检查	肠	周围炎性浸润	是，否	\
辅助检查	MRI 检查	肠	肠系膜脂肪纤维增生	是，否	\
辅助检查	MRI 检查	肠	肠系膜淋巴结肿大	是，否	\
辅助检查	MRI 检查	肠外并发症	腹腔内脓肿	是，否	\
辅助检查	MRI 检查	肠外并发症	邻近脏器受损	是，否	\
辅助检查	超声检查	肠	肠壁增厚	是，否	\
辅助检查	超声检查	肠	瘘管	是，否	\
辅助检查	超声检查	腹部	腹腔内脓肿	是，否	\
辅助检查	内镜检查	肠	肠黏膜充血、水肿	是，否	\
辅助检查	内镜检查	肠	肠黏膜糜烂、溃疡	是，否	\
辅助检查	内镜检查	肠	肠腔局部狭窄	是，否	\
辅助检查	内镜检查	肠	肠腔内有卵石样表现	是，否	\
辅助检查	内镜检查	肠	肠腔内有炎性息肉表现	是，否	\
辅助检查	内镜检查	肠	多节段肠段的跳跃性病变	是，否	\
辅助检查	X 线检查	肺部	肺门及纵隔淋巴结肿大	是，否	\
辅助检查	X 线检查	肺部	肺纹理增粗	有，无	\
辅助检查	X 线检查	肺部	肺部点状及结节状阴影	有，无	\
辅助检查	X 线检查	手足	远端指（趾）骨囊肿样改变	有，无	\

数据集名称	模块名称	子模块名称	数据元名称	值域	单位
辅助检查	X线检查	手足	远端指（趾）骨海绵状空洞损害	是，否	\
辅助检查	X线检查	头部	骨组织破坏	是，否	\
辅助检查	X线检查	胸部	结节	有，无	\
辅助检查	X线检查	胸部	固定浸润灶	有，无	\
辅助检查	X线检查	胸部	空洞形成	有，无	\
辅助检查	克韦姆（Kveim）试验	\	局部出现小丘疹	有，无	\
辅助检查	克韦姆（Kveim）试验	\	局部出现小结节	有，无	\
辅助检查	支气管肺泡灌洗液检查	\	淋巴细胞	\	$\times 10^9/L$
辅助检查	支气管肺泡灌洗液检查	\	T淋巴细胞	\	$\times 10^9/L$
辅助检查	支气管肺泡灌洗液检查	\	Th1/Th2	\	\
辅助检查	金属内肽酶活性测定	\	金属内肽酶活性升高	是，否	\
辅助检查	结核菌素试验	\	结核菌素试验（PPD）	阴性，弱阳性，阳性	\
辅助检查	检验	血常规	红细胞（WBC）	\	$\times 10^{12}/L$
辅助检查	检验	血常规	血红蛋白（HGB）	\	g/L
辅助检查	检验	血常规	白细胞（RBC）	\	$\times 10^9/L$
辅助检查	检验	血常规	嗜酸性粒细胞	\	$\times 10^9/L$
辅助检查	检验	尿常规	血尿	有，无	\
辅助检查	检验	尿常规	红细胞管型	是，否	\
辅助检查	检验	尿常规	蛋白尿	是，否	\
辅助检查	检验	生化	血清铁浓度	\	mmol/L

数据集名称	模块名称	子模块名称	数据元名称	值域	单位
辅助检查	检验	生化	血清叶酸浓度	\	nmol/L
辅助检查	检验	生化	血钙浓度	\	mmol/L
辅助检查	检验	生化	碱性磷酸酶（ALP）	\	U/L
辅助检查	检验	生化	γ球蛋白	\	g/L
辅助检查	检验	生化	白蛋白/球蛋白（A/G）	\	\
辅助检查	检验	免疫六项	IgG	\	g/L
辅助检查	检验	免疫六项	IgA	\	g/L
辅助检查	检验	免疫六项	IgM	\	g/L
辅助检查	检验	免疫六项	血清补体 C3	\	g/L
辅助检查	检验	\	维生素 B_{12}	\	pg/ml
辅助检查	检验	\	C 反应蛋白	\	mg/L
辅助检查	检验	\	血管紧张素转化酶（ACE）	\	U/L
辅助检查	检验	\	红细胞沉降率（ESR）	\	mm/h
辅助检查	检验	\	抗平滑肌自身抗体（SMA）	阳性，阴性	\
辅助检查	检验	\	抗中性粒细胞胞质的自身抗体（cANCA）	阳性，阴性	\
诊断	\	\	梅罗综合征	是，否	\
诊断	\	\	肉芽肿性唇炎	是，否	\
诊断	\	\	克罗恩病	是，否	\

数据集名称	模块名称	子模块名称	数据元名称	值域	单位
诊断	\	\	结节病	是，否	\
诊断	\	\	肉芽肿性多血管炎 （韦格纳肉芽肿病）	是，否	\
治疗	全身（用药）	糖皮质激素	泼尼松	是，否	\
治疗	全身（用药）	糖皮质激素	地塞米松	是，否	\
治疗	全身（用药）	其他药物	沙利度胺	是，否	\
治疗	全身（用药）	抗过敏药物	氯雷他定	是，否	\
治疗	全身（用药）	抗过敏药物	盐酸西替利嗪	是，否	\
治疗	全身（用药）	水杨酸制剂	柳氮磺胺吡啶（SASP）	是，否	\
治疗	全身（用药）	水杨酸制剂	美沙拉嗪（5-ASA）	是，否	\
治疗	全身（用药）	水杨酸制剂	奥沙拉嗪	是，否	\
治疗	全身（用药）	抗生素	硝基咪唑类	是，否	\
治疗	全身（用药）	抗生素	喹诺酮类	是，否	\
治疗	全身（用药）	免疫抑制剂	硫唑嘌呤	是，否	\
治疗	全身（用药）	免疫抑制剂	巯嘌呤（6-巯基嘌呤）	是，否	\
治疗	全身（用药）	免疫抑制剂	甲氨蝶呤	是，否	\
治疗	全身（用药）	免疫抑制剂	环磷酰胺	是，否	\
治疗	全身（用药）	免疫调节药	羟氯喹／硫酸羟氯喹	是，否	\
治疗	全身（用药）	生物制剂	英利昔单抗	是，否	\
治疗	全身（用药）	生物制剂	依那西普	是，否	\
治疗	全身（用药）	生物制剂	奥那西普	是，否	\

7.

口腔黏膜肉芽肿性疾病

73

数据集名称	模块名称	子模块名称	数据元名称	值域	单位
治疗	全身（用药）	生物制剂	肿瘤坏死因子受体拮抗剂	是，否	\
治疗	口腔局部（用药）	糖皮质激素类药物	醋酸曲安奈德注射液	是，否	\
治疗	口腔局部（用药）	糖皮质激素类药物	醋酸泼尼松龙注射液	是，否	\
治疗	口腔局部（用药）	抗炎类药物	西吡氯铵含漱液	是，否	\
治疗	口腔局部（用药）	抗炎类药物	西吡氯铵含片	是，否	\
治疗	口腔局部（用药）	抗炎类药物	氯己定含漱液	是，否	\
治疗	口腔局部（用药）	抗炎类药物	聚维酮碘含漱液	是，否	\
治疗	口腔局部（用药）	镇痛类药物	利多卡因凝胶	是，否	\
治疗	口腔局部（用药）	镇痛类药物	苯佐卡因凝胶	是，否	\
治疗	口腔局部（用药）	促进愈合类药物	重组人表皮生长因子凝胶（酵母）	是，否	\
治疗	口腔局部（用药）	促进愈合类药物	重组牛碱性成纤维细胞生长因子外用溶液	是，否	\
治疗	口腔局部（用药）	促进愈合类药物	重组牛碱性成纤维细胞生长因子凝胶	是，否	\
治疗	口腔局部（用药）	糖皮质激素类药物	地塞米松软膏	是，否	\
治疗	口腔局部（用药）	糖皮质激素类药物	曲安奈德口腔软膏	是，否	\
治疗	口腔局部（用药）	其他局部制剂	氨来呫诺糊剂	是，否	\
治疗	口腔局部（手术治疗）	去除口腔病灶	去除残根残冠	是，否	\
治疗	口腔局部（手术治疗）	去除口腔病灶	拔除阻生齿	是，否	\
治疗	口腔局部（手术治疗）	去除口腔病灶	去除口内不良修复体	是，否	\

数据集名称	模块名称	子模块名称	数据元名称	值域	单位
治疗	口腔局部（手术治疗）	去除口腔病灶	去除牙结石	是，否	\
治疗	口腔局部（手术治疗）	去除口腔病灶	治疗龋齿	是，否	\
手术信息	\	\	手术治疗（回盲部）	是，否	\
并发症	\	\	腹腔内脓肿	是，否	\
并发症	\	\	腹腔内邻近脏器受损	是，否	\

8. 唇舌疾病

模块名称	参考标准
8.唇舌疾病	《口腔黏膜病学》，第5版，人民卫生出版社 《内科学》，第9版，人民卫生出版社 《诊断学》，第9版，人民卫生出版社

数据集名称	模块名称	子模块名称	数据元名称	值域	单位
现病史	症状	起病相关情况	病变部位	上唇红，下唇红，上下唇红，左侧口角，右侧口角，双侧口角，唇，颊，舌背，舌腹，舌缘，硬腭，软腭，口底，龈，前庭沟，牙槽黏膜，咽，口周皮肤，眶周组织，其他	\
现病史	症状	起病相关情况	病变部位	舌背前份，舌背中份，舌背后份，右侧舌缘，左侧舌缘，双侧舌缘	\
现病史	症状	起病相关情况	病损范围	局限，弥散	\
现病史	症状	起病相关情况	发病性质（总体特征）	急性，慢性，季节性	\
现病史	症状	起病相关情况	发病性质（短期特征）	一过性，持续性，间歇性，复发性，其他	\
现病史	症状	起病相关情况	慢性刺激	气候干燥，风吹，寒冷，烟酒，烫食，舔唇，咬唇，其他	\

数据集名称	模块名称	子模块名称	数据元名称	值域	单位
现病史	症状	起病相关情况	精神因素	郁闷，烦躁，愤怒，多虑，压力过大，其他	\
现病史	症状	起病相关情况	患者职业	\	\
现病史	症状	起病相关情况	户外暴晒史	是，否	\
现病史	症状	起病相关情况	创伤史	是，否	\
现病史	症状	起病相关情况	致创伤物	烫食，辛辣刺激性食物，锐利牙尖，其他	\
现病史	症状	起病相关情况	饮食情况	饮食均衡，偏食，其他	\
现病史	症状	起病相关情况	生活习惯	吸烟，饮浓茶，长期使用抗生素，长期使用含漱液，其他	\
现病史	症状	起病相关情况	伸舌自检	是，否	\
现病史	症状	自觉症状	唇红黏膜颜色正常	是，否	\
现病史	症状	自觉症状	自觉症状	有，无	\
现病史	症状	自觉症状	疼痛	有，无	\
现病史	症状	自觉症状	疼痛性质	刺激性疼痛，刺痛，灼痛，钝痛，其他	\
现病史	症状	\	口干	有，无	\
现病史	症状	\	眼干	有，无	\
现病史	症状	舌痛（黏膜痛）	舌痛	有，无	\
现病史	症状	舌痛（黏膜痛）	舌痛性质	烧灼样，麻木感，刺痛感，钝痛，其他	\
现病史	症状	舌痛（黏膜痛）	舌痛程度	剧烈，轻微，隐痛	\
现病史	症状	舌痛（黏膜痛）	舌痛持续时间	阵发性，持续性，短暂	\
现病史	症状	舌痛（黏膜痛）	舌痛晨轻晚重（节律性）	是，否	\
现病史	症状	舌痛（黏膜痛）伴随症状	舌痛伴随味觉迟钝或改变	是，否	\

数据集名称	模块名称	子模块名称	数据元名称	值域	单位
现病史	症状	唇部糜烂	糜烂	是，否	\
现病史	症状	唇部糜烂伴随症状	局部糜烂伴随渗出	是，否	\
现病史	症状	唇部糜烂伴随症状	局部糜烂伴随结痂	是，否	\
现病史	症状	唇部结痂	痂皮性质	黄色薄痂，血痂，脓痂	\
现病史	症状	唇部结痂	撕下痂皮黄色分泌物渗出	是，否	\
现病史	症状	唇部干燥	干燥	是，否	\
现病史	症状	唇部干燥伴随症状	干燥伴随开（皲）裂	是，否	\
现病史	症状	唇部干燥伴随症状	干燥伴随脱屑	是，否	\
现病史	症状	唇部脱屑	脱屑性质	散在，成片	\
现病史	症状	唇部脱屑	无痛撕下	是，否	\
现病史	症状	唇部浅表溃疡	浅表溃疡	是，否	\
现病史	症状	唇部浅表溃疡伴随症状	浅表溃疡伴随脓性分泌物排出	是，否	\
现病史	症状	唇部浅表溃疡伴随症状	浅表溃疡伴随结痂	是，否	\
现病史	症状	唇红增厚	黏膜增厚	是，否	\
现病史	症状	唇红增厚伴随症状	唇红增厚伴随浸润性乳白色斑片	是，否	\
现病史	症状	唇红增厚伴随症状	唇红增厚伴随疣状结节	是，否	\
现病史	症状	唇红增厚伴随症状	唇红增厚伴随癌变	是，否	\
现病史	症状	唇部肿胀	\	是，否	\
现病史	症状	唇部肿胀	从唇的一侧开始	是，否	\
现病史	症状	唇部肿胀伴随症状	唇部肿胀伴随巨唇	是，否	\
现病史	症状	唇部肿胀伴随症状	唇部肿胀伴随复发性面瘫	是，否	\
现病史	症状	唇部肿胀伴随症状	唇部肿胀伴随裂舌症	是，否	\

数据集名称	模块名称	子模块名称	数据元名称	值域	单位
现病史	症状	巨唇	瓦楞状纵行裂沟	有，无	\
现病史	症状	巨唇	渗出液	有，无	\
现病史	症状	巨唇	唇红区呈紫红色	是，否	\
现病史	症状	巨唇	邻近皮肤受累	是，否	\
现病史	症状	唇弥漫性肥厚增大	\	是，否	\
现病史	症状	唇弥漫性肥厚增大伴随症状	唇弥漫性肥厚增大伴随深部脓肿	是，否	\
现病史	症状	唇弥漫性肥厚增大伴随症状	唇弥漫性肥厚增大伴随瘘管形成	是，否	\
现病史	症状	唇弥漫性肥厚增大伴随症状	唇弥漫性肥厚增大伴随瘢痕形成	是，否	\
现病史	症状	唇部瘙痒	瘙痒	有，无	\
现病史	症状	唇部瘙痒	瘙痒程度	轻微，中等，剧烈	\
现病史	症状	唇部瘙痒	瘙痒范围	局限，弥散	\
现病史	症状	唇部瘙痒	瘙痒发作规律	阵发性，持续性，一过性，其他	\
现病史	症状	唇部瘙痒伴随口周皮肤症状	带状皮炎	是，否	\
现病史	症状	唇部瘙痒伴随皮肤症状	日光性湿疹	有，无	\
现病史	症状	唇部充血	充血	有，无	\
现病史	症状	唇部水肿	水肿	有，无	\
现病史	症状	唇红透明黏液排出	\	是，否	\
现病史	症状	唇红透明黏液排出伴随症状	唇红透明黏液排出伴随上下唇粘连	是，否	\

数据集名称	模块名称	子模块名称	数据元名称	值域	单位
现病史	症状	唇红透明黏液排出伴随症状	唇红透明黏液排出伴随浅白色薄痂	是，否	\
现病史	症状	唇红小结节突起	小结节突起	是，否	\
现病史	症状	唇红小结节突起伴随症状	透明黏液排出	是，否	\
现病史	症状	唇部灼热	灼热	有，无	\
现病史	症状	口角区皲裂	皲裂	有，无	\
现病史	症状	舌局部肿胀	肿胀	有，无	\
现病史	症状	舌背菱形病损	\	有，无	\
现病史	症状	舌背菱形病损	病损表面光滑	是，否	\
现病史	症状	舌背菱形病损伴随症状	舌背菱形病损伴随白色增生	是，否	\
现病史	症状	舌背症状	舌背剥脱样改变	有，无	\
现病史	症状	舌背症状	舌背裂纹或沟纹	有，无	\
现病史	症状	舌根症状	舌根部发红	有，无	\
现病史	症状	舌局部灼热	灼热	有，无	\
现病史	症状	毛舌	\	是，否	\
现病史	症状	毛舌	毛舌颜色	黑色，白色，黄色，绿色，褐色，其他	\
现病史	症状	下颌下淋巴结肿大	\	有，无	\
既往史	系统性疾病	循环系统疾病	高血压	是，否	\
既往史	系统性疾病	循环系统疾病	冠心病	是，否	\
既往史	系统性疾病	内分泌系统疾病	糖尿病	是，否	\
既往史	系统性疾病	内分泌系统疾病	库欣综合征	是，否	\

数据集名称	模块名称	子模块名称	数据元名称	值域	单位
既往史	系统性疾病	血液系统疾病	缺铁性贫血	是，否	\
既往史	系统性疾病	血液系统疾病	巨幼细胞贫血	是，否	\
既往史	系统性疾病	血液系统疾病	再生障碍性贫血	是，否	\
既往史	系统性疾病	血液系统疾病	白细胞减少和粒细胞缺乏症	是，否	\
既往史	系统性疾病	血液系统疾病	白血病	是，否	\
既往史	系统性疾病	血液系统疾病	淋巴瘤	是，否	\
既往史	系统性疾病	血液系统疾病	特发性血小板减少性紫癜	是，否	\
既往史	系统性疾病	消化系统疾病	溃疡性结肠炎	是，否	\
既往史	系统性疾病	消化系统疾病	克罗恩病	是，否	\
既往史	传染性疾病	传染病	肝炎	是，否	\
既往史	传染性疾病	传染病	结核	是，否	\
既往史	免疫代谢性疾病	自身免疫性疾病	干燥综合征	是，否	\
既往史	免疫代谢性疾病	自身免疫性疾病	系统性红斑狼疮	是，否	\
既往史	免疫代谢性疾病	营养代谢性疾病	维生素缺乏症	是，否	\
既往史	免疫代谢性疾病	营养代谢性疾病	淀粉样变性	是，否	\
既往史	肿瘤性疾病	\	肿瘤	是，否	\
既往史	过敏史	\	\	是，否	\
既往史	过敏史	\	过敏物类型	药物，食物，接触物，其他	\
既往史	过敏史	\	过敏药物	\	\
既往史	过敏史	\	过敏食物	\	\
既往史	过敏史	\	过敏接触物	\	\
既往史	过敏史	\	其他过敏物	\	\

数据集名称	模块名称	子模块名称	数据元名称	值域	单位
既往史	手术史	\	既往手术名称	\	\
既往史	手术史	\	既往手术日期	\	\
体格检查	体征	口腔基本检查	颌面部对称	是，否	\
体格检查	体征	口腔基本检查	开口型正常	是，否	\
体格检查	体征	口腔基本检查	开口度	\	横指
体格检查	体征	口腔基本检查	口腔卫生情况	好，一般，差	\
体格检查	体征	口腔基本检查	牙周病	有，无	\
体格检查	体征	口腔基本检查	残根	有，无	\
体格检查	体征	口腔基本检查	残根牙位	11，12，13，14，15，16，17，18，21，22，23，24，25，26，27，28，31，32，33，34，35，36，37，38，41，42，43，44，45，46，47，48	\
体格检查	体征	口腔基本检查	残冠	有，无	
体格检查	体征	口腔基本检查	残冠牙位	11，12，13，14，15，16，17，18，21，22，23，24，25，26，27，28，31，32，33，34，35，36，37，38，41，42，43，44，45，46，47，48	\
体格检查	体征	口腔基本检查	牙列缺损	有，无	\
体格检查	体征	口腔基本检查	缺失牙位	11，12，13，14，15，16，17，18，21，22，23，24，25，26，27，28，31，32，33，34，35，36，37，38，41，42，43，44，45，46，47，48	\
体格检查	体征	口腔基本检查	修复体	有，无	\

数据集名称	模块名称	子模块名称	数据元名称	值域	单位
体格检查	体征	口腔基本检查	修复体牙位	11，12，13，14，15，16，17，18，21，22，23，24，25，26，27，28，31，32，33，34，35，36，37，38，41，42，43，44，45，46，47，48	\
体格检查	体征	口腔基本检查	修复体类型	种植修复，固定义齿修复，可摘局部义齿修复，全口义齿修复，半口义齿修复，其他	\
体格检查	体征	口腔基本检查	不良修复体	有，无	\
体格检查	体征	口腔基本检查	龋齿	有，无	\
体格检查	体征	口腔基本检查	龋齿牙位	11，12，13，14，15，16，17，18，21，22，23，24，25，26，27，28，31，32，33，34，35，36，37，38，41，42，43，44，45，46，47，48	\
体格检查	体征	口腔基本检查	唇张力	有，无	\
体格检查	体征	唇部（视诊）	唇形态	正常，异常	\
体格检查	体征	唇部（视诊）	唇红色泽	正常，异常	\
体格检查	体征	唇部（视诊）	病变部位	上唇，左上唇，右上唇，下唇，左下唇，右下唇，上下唇，唇红缘，口周皮肤，其他	\
体格检查	体征	唇部（视诊）	糜烂	有，无	\
体格检查	体征	唇部（视诊）	糜烂范围	$d < 5$，$d=5 \sim 10$，$d > 10$	mm
体格检查	体征	唇红（视诊）	糜烂伴随渗出	有，无	\
体格检查	体征	唇红（视诊）	结痂	是，否	\
体格检查	体征	唇红（视诊）	痂皮性质	黄色薄痂，血痂，脓痂	\

8. 唇舌疾病

数据集名称	模块名称	子模块名称	数据元名称	值域	单位
体格检查	体征	唇红（视诊）	干燥	有，无	\
体格检查	体征	唇红（视诊）	皲裂	有，无	
体格检查	体征	唇红（视诊）	脱屑	有，无	\
体格检查	体征	唇红（视诊）	脱屑性质	白色细小秕糠样鳞屑，鳞屑密集成片	\
体格检查	体征	唇红（视诊）	呈紫红色	是，否	
体格检查	体征	唇红（视诊）	增生	有，无	\
体格检查	体征	唇红（视诊）	增生病变大小	$d < 1$，$d > 1$	cm
体格检查	体征	唇部（视诊）	肿胀	有，无	\
体格检查	体征	唇红（视诊）	巨唇	是，否	\
体格检查	体征	唇红（视诊）	瓦楞状纵行裂沟	是，否	\
体格检查	体征	唇红（视诊）	渗出液	有，无	\
体格检查	体征	唇红（视诊）	充血	有，无	\
体格检查	体征	唇红（视诊）	邻近皮肤受累	是，否	\
体格检查	体征	唇红（视诊）	水肿	有，无	\
体格检查	体征	唇红（触诊）	垫褥感	是，否	\
体格检查	体征	唇部（视诊）	唇弥漫性肥厚增大	是，否	\
体格检查	体征	唇部（视诊）	瘘管形成	是，否	\
体格检查	体征	唇部（视诊）	瘢痕形成	有，无	\
体格检查	体征	唇部（视诊）	针头大小紫红色（小唾液腺）导管开口	有，无	\
体格检查	体征	唇部（视诊）	分泌物性质	黏液性，脓性，其他	\
体格检查	体征	唇部（视诊）	表浅溃疡	有，无	\
体格检查	体征	唇部（触诊）	质地	软，韧，硬	\

数据集名称	模块名称	子模块名称	数据元名称	值域	单位
体格检查	体征	唇部（触诊）	深部脓肿	有，无	\
体格检查	体征	唇部（触诊）	挤压导管口见分泌物排出	是，否	\
体格检查	体征	口角（视诊）	病变部位	左侧口角，右侧口角，双侧口角	\
体格检查	体征	口角（视诊）	糜烂	有，无	\
体格检查	体征	口角（视诊）	糜烂伴随渗出	有，无	\
体格检查	体征	口角（视诊）	渗出物性质	血性，脓性	\
体格检查	体征	口角（视诊）	糜烂伴随结痂	有，无	\
体格检查	体征	口角（视诊）	痂皮性质	黄色薄痂，血痂，脓痂	\
体格检查	体征	口角（视诊）	皲裂	有，无	\
体格检查	体征	口角（视诊）	皲裂形状	细小横纹，放射状裂纹，楔形损害，其他	\
体格检查	体征	口角（视诊）	充血	有，无	\
体格检查	体征	口角（视诊）	红肿	有，无	\
体格检查	体征	口角（视诊）	皮下淤血	有，无	\
体格检查	体征	口角（视诊）	皮肤黏膜增厚	有，无	\
体格检查	体征	舌部（视诊）	伸舌对称	是，否	\
体格检查	体征	舌部（视诊）	伸舌歪斜	偏左，偏右	\
体格检查	体征	舌部（视诊）	伸舌震颤	有，无	\
体格检查	体征	舌部（视诊）	舌运动自如	是，否	\
体格检查	体征	舌部（视诊）	病损位置	舌背前份，舌背中份，舌背后份，右侧舌缘，左侧舌缘，双侧舌缘，舌根部右侧舌缘，舌根部左侧舌缘，舌根部双侧舌缘，其他	\
体格检查	体征	舌部（视诊）	舌背乳头	增生，正常，萎缩	\

数据集名称	模块名称	子模块名称	数据元名称	值域	单位
体格检查	体征	舌部（视诊）	舌苔	有，无	\
体格检查	体征	舌部（视诊）	舌背光滑如镜面	是，否	\
体格检查	体征	舌部（视诊）	全舌色泽红	是，否	\
体格检查	体征	舌部（视诊）	上皮萎缩变薄	是，否	\
体格检查	体征	舌部（视诊）	舌肌萎缩	是，否	\
体格检查	体征	舌部（视诊）	丝状乳头萎缩	是，否	\
体格检查	体征	舌部（视诊）	菌状乳头肿大	是，否	\
体格检查	体征	舌部（视诊）	菌状乳头充血	是，否	\
体格检查	体征	舌部（视诊）	草莓舌（杨梅舌）	是，否	\
体格检查	体征	舌部（视诊）	轮廓乳头肿大突起	是，否	\
体格检查	体征	舌部（视诊）	叶状乳头红肿	是，否	\
体格检查	体征	舌部（视诊）	舌背剥脱样改变	是，否	\
体格检查	体征	舌部（视诊）	菌状乳头肿大	是，否	\
体格检查	体征	舌部（视诊）	丝状乳头增厚	是，否	\
体格检查	体征	舌部（视诊）	黄白色条带状或弧线形分布	是，否	\
体格检查	体征	舌部（视诊）	黏膜充血	有，无	\
体格检查	体征	舌部（视诊）	舌背沟纹或裂纹	有，无	\
体格检查	体征	舌部（视诊）	沟纹或裂纹数目	\	条
体格检查	体征	舌部（视诊）	沟纹或裂纹长度	＜1，＞1	cm
体格检查	体征	舌部（视诊）	丝状乳头增生	是，否	\
体格检查	体征	舌部（视诊）	丝状乳头颜色	黑色，白色，黄色，绿色，褐色，其他	\
体格检查	体征	舌部（视诊）	食物残渣残留	有，无	\

数据集名称	模块名称	子模块名称	数据元名称	值域	单位
体格检查	体征	舌部（视诊）	菱形病损	是，否	\
体格检查	体征	舌部（视诊）	舌乳头缺如	是，否	\
体格检查	体征	舌部（视诊）	菱形病损性质	光滑，结节，其他	\
体格检查	体征	舌部（视诊）	结节状隆起	有，无	\
体格检查	体征	舌部（视诊）	暗红色或淡红色	是，否	\
体格检查	体征	舌部（触诊）	病损质地	柔软，中等，硬化	\
体格检查	体征	舌部（触诊）	增厚白色假膜	有，无	\
体格检查	体征	口腔黏膜（视诊）	舌乳头炎	有，无	\
体格检查	体征	口腔黏膜（视诊）	舌乳头炎类型	叶状乳头炎，轮廓乳头炎，菌状乳头炎，丝状乳头炎	\
体格检查	体征	口腔黏膜（触诊）	触诊反应正常	是，否	\
体格检查	体征	口腔唾液腺（双合诊）	唾液腺分泌正常	是，否	\
辅助检查	检验	血常规	血细胞比容（HCT）	\	%
辅助检查	检验	血常规	平均红细胞体积（MCV）	\	fl
辅助检查	检验	血常规	平均红细胞血红蛋白含量(MCH)	\	pg
辅助检查	检验	血常规	平均红细胞血红蛋白浓度	\	g/L
辅助检查	检验	血常规	红细胞分布宽度	\	%
辅助检查	检验	血常规	白细胞计数（WBC）	\	$\times 10^9$/L
辅助检查	检验	血常规	红细胞计数（RBC）	\	$\times 10^{12}$/L
辅助检查	检验	血常规	血小板计数（PLT）	\	$\times 10^9$/L
辅助检查	检验	血常规	淋巴细胞比值（LY%）	\	%
辅助检查	检验	血常规	单核细胞比例（MONO%）	\	%
辅助检查	检验	血常规	中性粒细胞比例（NEUT%）	\	%

8. 唇舌疾病

数据集名称	模块名称	子模块名称	数据元名称	值域	单位
辅助检查	检验	血常规	淋巴细胞计数（LY）	\	$\times 10^9/L$
辅助检查	检验	血常规	单核细胞计数（MONO）	\	$\times 10^9/L$
辅助检查	检验	血常规	中性粒细胞计数（NEUT）	\	$\times 10^9/L$
辅助检查	检验	血常规	红细胞分布宽度	\	%
辅助检查	检验	血常规	血小板体积分布宽度（PDW）	\	%
辅助检查	检验	血常规	平均血小板体积（MPV）	\	fl
辅助检查	检验	血常规	大血小板比例（P-LCR）	\	%
辅助检查	检验	生化检查	C 反应蛋白（CRP）	\	mg/L
辅助检查	检验	生化检查	烟酸尿代谢产物 N′- 甲基烟酰胺	\	pmol/L
辅助检查	检验	生化检查	叶酸	\	mmol/L
辅助检查	检验	生化检查	葡萄糖（GLU）	\	mmol/L
辅助检查	检验	生化检查	糖耐量试验（OGTT）	\	\
辅助检查	检验	生化检查	糖化血红蛋白（GHbA1）	\	%
辅助检查	检验	血清维生素测定	血清维生素 B_2	\	pmol/L
辅助检查	检验	血清维生素测定	血清维生素 E	\	pmol/L
辅助检查	检验	血清微量元素测定	血清铁（Fe^{2+}）	\	mmol/L
辅助检查	检验	免疫学指标	血清抗 SSA 抗体	阳性，阴性	\
辅助检查	检验	免疫学指标	血清抗 SSB 抗体	阳性，阴性	\
辅助检查	激素六项	性激素指标	促卵泡生成激素（FSH）	\	mIU/ml
辅助检查	激素六项	性激素指标	促黄体生成激素（LH）	\	mIU/ml
辅助检查	激素六项	性激素指标	雌二醇（E_2）	\	mIU/ml
辅助检查	激素六项	性激素指标	催乳激素（PRL）	\	mIU/ml

数据集名称	模块名称	子模块名称	数据元名称	值域	单位
辅助检查	激素六项	性激素指标	孕酮（P）	\	mIU/ml
辅助检查	激素六项	性激素指标	睾酮（T）	\	mIU/ml
辅助检查	组织病理学检查	唇红病损活检	小腺体增生	是，否	\
辅助检查	组织病理学检查	唇红病损活检	唇腺腺管肥厚扩张	是，否	\
辅助检查	组织病理学检查	唇红病损活检	腺管内见嗜酸性物质	是，否	\
辅助检查	组织病理学检查	唇红病损活检	腺体及小叶内导管周围炎细胞浸润	是，否	\
辅助检查	组织病理学检查	唇红病损活检	上皮细胞轻度胞内水肿	是，否	\
辅助检查	组织病理学检查	唇红病损活检	黏膜下层异位黏液腺	是，否	\
辅助检查	组织病理学检查	唇红病损活检	上皮下小脓肿形成	是，否	\
辅助检查	组织病理学检查	唇红病损活检	组织病理学分型	滤泡型，弥漫型	\
辅助检查	组织病理学检查	唇红病损活检	上皮下特征性淋巴滤泡	是，否	\
辅助检查	组织病理学检查	唇红病损活检	淋巴细胞灶性浸润	是，否	\
辅助检查	组织病理学检查	舌背病损活检	上皮萎缩	是，否	\
辅助检查	组织病理学检查	舌背病损活检	上皮不全角化	是，否	\
辅助检查	组织病理学检查	唇红及舌背病损活检	上皮异常增生	是，否	\
辅助检查	组织病理学检查	唇红及舌背病损活检	上皮异常增生程度	轻度，中度，重度	\
辅助检查	组织病理学检查	唇红及舌背病损活检	癌变	是，否	\
辅助检查	组织病理学检查	唇腺活检	符合干燥综合征病理表现	是，否	\
辅助检查	X线检查	\	病灶牙	是，否	\
辅助检查	X线检查	\	病灶牙牙位	11，12，13，14，15，16，17，18，21，22，23，24，25，26，27，28，31，32，33，34，35，36，37，38，41，42，43，44，45，46，47，48	\

数据集名称	模块名称	子模块名称	数据元名称	值域	单位
辅助检查	微生物学检查	细菌培养	细菌感染	是，否	\
辅助检查	微生物学检查	真菌镜检	念珠菌感染	是，否	\
辅助检查	微生物学检查	真菌培养	念珠菌感染	是，否	\
诊断	临床诊断	唇舌疾病	慢性非特异性唇炎	是，否	\
诊断	临床诊断	唇舌疾病	腺性唇炎	是，否	\
诊断	临床诊断	唇舌疾病	良性淋巴组织增生性唇炎	是，否	\
诊断	临床诊断	唇舌疾病	肉芽肿性唇炎	是，否	\
诊断	临床诊断	唇舌疾病	光化性唇炎	是，否	\
诊断	临床诊断	唇舌疾病	光化性唇炎伴癌变	是，否	\
诊断	临床诊断	唇舌疾病	口角炎	是，否	\
诊断	临床诊断	唇舌疾病	舌乳头炎	是，否	\
诊断	临床诊断	唇舌疾病	舌乳头炎类型	丝状乳头炎，菌状乳头炎，叶状乳头炎，轮廓乳头炎	\
诊断	临床诊断	唇舌疾病	地图舌	是，否	\
诊断	临床诊断	唇舌疾病	沟纹舌	是，否	\
诊断	临床诊断	唇舌疾病	毛舌	是，否	\
诊断	临床诊断	唇舌疾病	毛舌类型	黑毛舌，白毛舌，黄毛舌，绿毛舌，褐毛舌，其他	\
诊断	临床诊断	唇舌疾病	正中菱形舌	是，否	\
诊断	临床诊断	唇舌疾病	正中菱形舌伴随念珠菌感染	是，否	\
诊断	临床诊断	唇舌疾病	正中菱形舌伴随癌变	是，否	\
诊断	临床诊断	唇舌疾病	舌扁桃体肥大	是，否	\

数据集名称	模块名称	子模块名称	数据元名称	值域	单位
诊断	临床诊断	唇舌疾病	灼口综合征	是，否	\
诊断	临床诊断	唇舌疾病	萎缩性舌炎	是，否	\
治疗	\	\	无须治疗	是，否	\
治疗	对因治疗	\	去除局部刺激因素	是，否	\
治疗	对因治疗	\	停用可疑药物或食物	是，否	\
治疗	对因治疗	\	纠正伸舌自检不良习惯	是，否	\
治疗	对因治疗	\	纠正口腔酸性环境	是，否	\
治疗	对因治疗	\	治疗全身系统性疾病	是，否	\
治疗	药物治疗	\	给药途径	口服（po），局部注射，含漱，外用	\
治疗	药物治疗	\	给药频次	1 次 / 日（qd），2 次 / 日（bid），3 次 / 日（tid），其他	\
治疗	局部封闭	皮质激素类药物	曲安奈德混悬液	是，否	\
治疗	局部封闭	皮质激素类药物	泼尼松龙混悬液	是，否	\
治疗	局部封闭	皮质激素类药物	醋酸氢化可的松	是，否	\
治疗	局部封闭	维生素类药物	维生素 B_1	是，否	\
治疗	局部封闭	维生素类药物	维生素 B_{12}	是，否	\
治疗	局部湿敷	消毒防腐类溶液	0.1% 依沙吖定溶液	是，否	\
治疗	局部湿敷	消毒防腐类溶液	3% 硼砂溶液	是，否	\
治疗	局部湿敷	消毒防腐类溶液	2% ～ 4% 碳酸氢钠含漱液	是，否	\
治疗	局部湿敷	消毒防腐类溶液	氯己定溶液	是，否	\
治疗	局部湿敷	消毒防腐类溶液	α- 干扰素 /NaCl 溶液	是，否	\
治疗	局部湿敷	消毒防腐类溶液	过氧化氢溶液	是，否	\
治疗	局部湿敷	其他	生理盐水	是，否	\

数据集名称	模块名称	子模块名称	数据元名称	值域	单位
治疗	局部湿敷	皮质激素类溶液	地塞米松溶液	是，否	\
治疗	局部湿敷	皮质激素类溶液	他克莫司溶液	是，否	\
治疗	局部贴敷	放射性药物	核素 ^{32}P	是，否	\
治疗	局部涂抹	皮质激素类乳膏	曲安奈德益康唑乳膏	是，否	\
治疗	局部涂抹	皮质激素类药物	氟轻松软膏	是，否	\
治疗	局部涂抹	免疫抑制剂类软膏	3% 羟氯喹软膏	是，否	\
治疗	局部涂抹	免疫抑制剂类软膏	0.03% 他克莫司软膏	是，否	\
治疗	局部涂抹	去角化类软膏	维 A 酸软膏	是，否	\
治疗	局部涂抹	抗生素类软膏	金霉素眼膏	是，否	\
治疗	局部涂抹	抗生素类软膏	红霉素眼膏	是，否	\
治疗	局部涂抹	抗生素类软膏	咪康唑软膏	是，否	\
治疗	局部涂抹	抗生素类软膏	克霉唑软膏	是，否	\
治疗	局部涂抹	抗生素类软膏	0.5% 氯霉素软膏	是，否	\
治疗	局部涂抹	抗生素类软膏	金霉素眼膏	是，否	\
治疗	局部涂抹	抗生素类软膏	3% 阿昔洛韦软膏	是，否	\
治疗	局部涂抹	抗生素类软膏	0.5% 碘苷眼膏	是，否	\
治疗	局部涂抹	抗生素类药物	金霉素甘油	是，否	\
治疗	局部涂抹	消毒防腐类溶液	聚维酮碘溶液	是，否	\
治疗	局部涂抹	其他	甘油	是，否	\
治疗	局部涂抹	其他	5% 二氧化钛软膏	是，否	\
治疗	局部含漱	消毒防腐类含漱液	氯己定溶液	是，否	\
治疗	局部含漱	消毒防腐类含漱液	西吡氯铵含漱液	是，否	\

数据集名称	模块名称	子模块名称	数据元名称	值域	单位
治疗	局部含漱	消毒防腐类含漱液	2%～4%碳酸氢钠含漱液	是，否	\
治疗	局部含漱	抗菌类药物	制霉菌素	是，否	\
治疗	局部含服	中成药	西瓜霜含片	是，否	\
治疗	全身用药	抗组胺类药物	特非那定	是，否	\
治疗	全身用药	抗组胺类药物	氯苯那敏	是，否	\
治疗	全身用药	抗组胺类药物	氯雷他定	是，否	\
治疗	全身用药	皮质激素类药物	泼尼松	是，否	\
治疗	全身用药	免疫抑制剂	沙利度胺	是，否	\
治疗	全身用药	免疫抑制剂	硫酸羟氯喹	是，否	\
治疗	全身用药	抗生素类药物	氯法齐明	是，否	\
治疗	全身用药	抗生素类药物	甲硝唑	是，否	\
治疗	全身用药	抗生素类药物	米诺环素	是，否	\
治疗	全身用药	抗生素类药物	氟康唑	是，否	\
治疗	全身用药	维生素类药物	维生素 A	是，否	\
治疗	全身用药	维生素类药物	复合维生素 B	是，否	\
治疗	全身用药	维生素类药物	维生素 B_2	是，否	\
治疗	全身用药	维生素类药物	维生素 B_{12}	是，否	\
治疗	全身用药	维生素类药物	维生素 B_1	是，否	\
治疗	全身用药	维生素类药物	维生素 B_4	是，否	\
治疗	全身用药	维生素类药物	维生素 E	是，否	\
治疗	全身用药	维生素类药物	叶酸	是，否	\
治疗	全身用药	维生素类药物	烟酰胺	是，否	\

数据集名称	模块名称	子模块名称	数据元名称	值域	单位
治疗	全身用药	维生素类药物	对氨基苯甲酸	是，否	\
治疗	全身用药	铁剂	硫酸亚铁	是，否	\
治疗	全身用药	抗焦虑类药物	艾司唑仑	是，否	\
治疗	全身用药	抗焦虑类药物	阿普唑仑	是，否	\
治疗	全身用药	神经调节类药物	谷维素	是，否	\
治疗	全身用药	神经调节类药物	甲钴胺	是，否	\
治疗	全身用药	神经保护剂	α- 硫辛酸	是，否	\
治疗	全身用药	镇痛类药物	2% 利多卡因	是，否	\
治疗	全身用药	化痰类药物	盐酸溴己新	是，否	\
治疗	全身用药	抗胆碱能类药物	阿托品	是，否	\
治疗	手术治疗	\	\	是，否	\
治疗	手术治疗	\	整形修复	是，否	\
治疗	物理疗法	\	\	毫米波，微波，氦氖激光，二氧化碳激光，冷冻疗法，光动力疗法，其他	\
治疗	心理治疗	\	\	是，否	\

9. 性传播疾病的口腔表征

模块名称	参考标准
9. 性传播疾病的口腔表征	《口腔黏膜病学》，第 5 版，人民卫生出版社 《内科学》，第 9 版，人民卫生出版社 《诊断学》，第 9 版，人民卫生出版社

数据集名称	模块名称	子模块名称	数据元名称	值域	单位
现病史	起病情况	传染途径	先天传染	是，否	\
现病史	起病情况	传染途径	后天传染	是，否	\
现病史	起病情况	传染途径	性接触传染	是，否	\
现病史	起病情况	传染途径	胎盘传染	是，否	\
现病史	起病情况	传染途径	间接传染	是，否	\
现病史	起病情况	传染途径	间接传染途径	带有梅毒螺旋体的内衣、被褥、毛巾、剃刀、文具、医疗器械、哺乳、输血	\
现病史	起病情况	病程	发病时间	\	年
现病史	症状	全身表现	发热	是，否	\
现病史	症状	全身表现	头痛	是，否	\
现病史	症状	全身表现	头晕	是，否	\
现病史	症状	全身表现	听力丧失	是，否	\
现病史	症状	全身表现	关节痛	是，否	\

数据集名称	模块名称	子模块名称	数据元名称	值域	单位
现病史	症状	全身表现	关节痛昼轻夜重	是，否	\
现病史	症状	全身表现	关节强直	是，否	\
现病史	症状	全身表现	食欲缺乏	是，否	\
现病史	症状	全身表现	皮肤病损	有，无	\
现病史	症状	全身表现	皮肤病损部位	外生殖器，躯干，掌趾，肛周，会阴，腹股沟，股内侧，头面部，肩部，背部，四肢伸侧，四肢屈侧	\
现病史	症状	全身表现	皮肤病损瘙痒	是，否	\
现病史	症状	全身表现	皮肤病损异物感	是，否	\
现病史	症状	全身表现	皮肤病损压迫感	是，否	\
现病史	症状	全身表现	皮肤病损灼痛感	是，否	\
现病史	症状	全身表现	淋巴结肿大	有，无	\
现病史	症状	全身表现	淋巴结肿大部位	\	\
现病史	症状	全身表现	尿道口肿胀	是，否	\
现病史	症状	全身表现	尿道口刺痛	是，否	\
现病史	症状	全身表现	尿道口发痒	是，否	\
现病史	症状	全身表现	尿道口分泌物	有，无	\
现病史	症状	全身表现	尿道口分泌物性质	稀薄，黏稠，脓液	\
现病史	症状	全身表现	尿痛	是，否	\
现病史	症状	全身表现	排尿困难	是，否	\
现病史	症状	全身表现	尿频	是，否	\
现病史	症状	全身表现	急性尿潴留	是，否	\
现病史	症状	全身表现	终末血尿	是，否	\
现病史	症状	全身表现	血精	是，否	\

数据集名称	模块名称	子模块名称	数据元名称	值域	单位
现病史	症状	全身表现	会阴部轻度坠胀	是，否	\
现病史	症状	全身表现	阴茎痛性勃起	是，否	\
现病史	症状	全身表现	阴道分泌物增多	是，否	\
现病史	症状	全身表现	经血过多	是，否	\
现病史	症状	全身表现	非经期子宫出血	是，否	\
现病史	症状	全身表现	肛门瘙痒	是，否	\
现病史	症状	全身表现	肛门烧灼感	是，否	\
现病史	症状	全身表现	里急后重	是，否	\
现病史	症状	全身表现	肛门分泌物	是，否	\
现病史	症状	全身表现	视力障碍	是，否	\
现病史	症状	全身表现	眼痛	是，否	\
现病史	症状	全身表现	神经系统病变	是，否	\
现病史	症状	全身表现	神经系统病变表现	\	\
现病史	症状	全身表现	循环系统病变	是，否	\
现病史	症状	全身表现	循环系统病变表现	\	\
现病史	症状	全身表现	内脏多系统病变	是，否	\
现病史	症状	全身表现	内脏多系统病变表现	\	\
现病史	症状	口腔表现	自觉疼痛	是，否	\
现病史	症状	口腔表现	口腔黏膜病损	是，否	\
现病史	症状	口腔表现	声音嘶哑	是，否	\
现病史	症状	口腔表现	失声	是，否	\
现病史	症状	口腔表现	吞咽不适	是，否	\

9. 性传播疾病的口腔表征

数据集名称	模块名称	子模块名称	数据元名称	值域	单位
现病史	症状	口腔表现	咽干	是，否	\
现病史	症状	口腔表现	咽部不适	是，否	\
现病史	症状	口腔表现	咽部灼热	是，否	\
现病史	症状	口腔表现	咽部疼痛	是，否	\
现病史	症状	口腔表现	口腔黏膜病损部位	上唇，下唇，左颊，右颊，舌背，左舌腹，右舌腹，软腭，硬腭，左舌腭弓，右舌腭弓，牙龈，口底	\
现病史	症状	口腔表现	口腔黏膜病损表现	结节，斑块，溃疡，坏死，黏膜炎，疣状病损	\
现病史	症状	口腔表现	牙齿畸形	是，否	\
体格检查	体征	皮肤表现	皮肤病损	是，否	\
体格检查	体征	皮肤表现	皮肤病损部位	外生殖器，躯干，掌趾，肛周，会阴，腹股沟，股内侧，头面部，肩部，背部，四肢伸侧，四肢屈侧	\
体格检查	体征	皮肤表现	斑疹	有，无	\
体格检查	体征	皮肤表现	斑丘疹	有，无	\
体格检查	体征	皮肤表现	丘疹	有，无	\
体格检查	体征	皮肤表现	湿丘疹	有，无	\
体格检查	体征	皮肤表现	扁平湿疣	有，无	\
体格检查	体征	皮肤表现	鳞屑性皮损	有，无	\
体格检查	体征	皮肤表现	毛囊疹	有，无	\
体格检查	体征	皮肤表现	脓疱疹	有，无	\
体格检查	体征	皮肤表现	结节	有，无	\
体格检查	体征	皮肤表现	硬下疳病损	有，无	\
体格检查	体征	皮肤表现	树胶肿病损	有，无	\

数据集名称	模块名称	子模块名称	数据元名称	值域	单位
体格检查	体征	皮肤表现	疣状病损	是，否	\
体格检查	体征	硬下疳病损（视诊）	硬下疳病损直径	\	cm
体格检查	体征	硬下疳病损（视诊）	硬下疳病损丘疹	是，否	\
体格检查	体征	硬下疳病损（视诊）	硬下疳病损结节	是，否	\
体格检查	体征	硬下疳病损（视诊）	硬下疳病损坏死	是，否	\
体格检查	体征	硬下疳病损（视诊）	硬下疳病损形状	圆形，椭圆形	\
体格检查	体征	硬下疳病损（视诊）	硬下疳病损边界清晰	是，否	\
体格检查	体征	硬下疳病损（视诊）	硬下疳病损边缘隆起	是，否	\
体格检查	体征	硬下疳病损（视诊）	硬下疳病损基底平坦	是，否	\
体格检查	体征	硬下疳病损（视诊）	硬下疳病损浆液性分泌物	有，无	\
体格检查	体征	硬下疳病损（视诊）	硬下疳病损覆黄色痂皮	有，无	\
体格检查	体征	硬下疳病损（视诊）	硬下疳病损覆灰白色假膜	有，无	\
体格检查	体征	硬下疳病损（视诊）	硬下疳病损表面光滑	是，否	\
体格检查	体征	硬下疳病损（触诊）	硬下疳病损软骨样硬度	是，否	\
体格检查	体征	硬下疳病损（触诊）	硬下疳病损触痛	无，轻度，中度，重度	\
体格检查	体征	梅毒疹病损（视诊）	梅毒疹病损颜色	玫瑰色，褐红色，铜红色，肉红色	\
体格检查	体征	梅毒疹病损（视诊）	梅毒疹病损形状	圆形，椭圆形	\
体格检查	体征	梅毒疹病损（视诊）	梅毒疹病损簇集	是，否	\
体格检查	体征	梅毒疹病损（视诊）	梅毒疹病损直径	\	cm
体格检查	体征	梅毒疹病损（视诊）	梅毒疹病损领圈样脱屑	是，否	\
体格检查	体征	梅毒疹病损（视诊）	梅毒疹病损互不融合	是，否	\
体格检查	体征	梅毒疹病损（视诊）	梅毒疹病损表面光滑	是，否	\

数据集名称	模块名称	子模块名称	数据元名称	值域	单位
体格检查	体征	梅毒疹病损（视诊）	梅毒疹病损黏着性鳞屑	有，无	\
体格检查	体征	梅毒疹病损（视诊）	梅毒疹病损潮红基底上有脓疱	是，否	\
体格检查	体征	梅毒疹病损（视诊）	梅毒疹病损淡褐色色素沉着斑	是，否	\
体格检查	体征	梅毒疹病损（触诊）	梅毒疹病损压之褪色	是，否	\
体格检查	体征	梅毒疹病损（触诊）	梅毒疹病损质地	柔软，质韧，坚硬	\
体格检查	体征	扁平湿疣病损（视诊）	扁平湿疣病损直径	\	cm
体格检查	体征	扁平湿疣病损（视诊）	扁平湿疣病损表面湿润	是，否	\
体格检查	体征	扁平湿疣病损（视诊）	扁平湿疣病损边缘整齐	是，否	\
体格检查	体征	扁平湿疣病损（视诊）	扁平湿疣病损分叶状	是，否	\
体格检查	体征	扁平湿疣病损（视诊）	扁平湿疣病损基底宽	是，否	\
体格检查	体征	扁平湿疣病损（视诊）	扁平湿疣病损无蒂	是，否	\
体格检查	体征	扁平湿疣病损（视诊）	扁平湿疣病损周围暗红色浸润	是，否	\
体格检查	体征	扁平湿疣病损（视诊）	扁平湿疣病损表面糜烂	是，否	\
体格检查	体征	树胶肿病损（视诊）	树胶肿病损部位	\	\
体格检查	体征	树胶肿病损（视诊）	树胶肿病损直径	\	cm
体格检查	体征	树胶肿病损（视诊）	树胶肿病损皮下结节	是，否	\
体格检查	体征	树胶肿病损（视诊）	树胶肿病损表面暗红色浸润斑块	是，否	\
体格检查	体征	树胶肿病损（视诊）	树胶肿病损形状	肾形，马蹄形	\
体格检查	体征	树胶肿病损（视诊）	树胶肿病损边界清晰	是，否	\
体格检查	体征	树胶肿病损（视诊）	树胶肿病损边缘锐利	是，否	\
体格检查	体征	树胶肿病损（视诊）	树胶肿病损基底暗红	是，否	\
体格检查	体征	树胶肿病损（视诊）	树胶肿病损表面黏稠树胶状分泌物	有，无	\

数据集名称	模块名称	子模块名称	数据元名称	值域	单位
体格检查	体征	树胶肿病损（视诊）	萎缩性瘢痕	是，否	\
体格检查	体征	树胶肿病损（视诊）	树胶肿病损中央破溃	是，否	\
体格检查	体征	树胶肿病损（视诊）	树胶肿病损穿凿样溃疡	是，否	\
体格检查	体征	树胶肿病损（视诊）	树胶肿病损组织破坏	是，否	\
体格检查	体征	树胶肿病损（视诊）	树胶肿病损组织缺损	是，否	\
体格检查	体征	口腔	口腔病损	有，无	\
体格检查	体征	口腔	口腔病损部位	上唇，下唇，左颊，右颊，舌背，左舌腹，右舌腹，软腭，硬腭，左舌腭弓，右舌腭弓，牙龈，口底	\
体格检查	体征	口腔	硬下疳病损	是，否	\
体格检查	体征	口腔	树胶肿病损	是，否	\
体格检查	体征	黏膜	黏膜斑	是，否	\
体格检查	体征	黏膜	黏膜斑部位	舌，腭部，扁桃体，唇，口角，颊，牙龈，咽部，喉部，生殖器黏膜	\
体格检查	体征	黏膜斑病损（视诊）	黏膜斑病损灰白色斑块	有，无	\
体格检查	体征	黏膜斑病损（视诊）	黏膜斑病损表面光亮	有，无	\
体格检查	体征	黏膜斑病损（视诊）	黏膜斑病损表面隆起	有，无	\
体格检查	体征	黏膜斑病损（视诊）	黏膜斑病损圆形	是，否	\
体格检查	体征	黏膜斑病损（视诊）	黏膜斑病损椭圆形	是，否	\
体格检查	体征	黏膜斑病损（视诊）	黏膜斑病损直径	\	cm
体格检查	体征	黏膜斑病损（视诊）	黏膜斑病损边界清晰	是，否	\
体格检查	体征	黏膜斑病损（视诊）	黏膜斑病损表面糜烂	有，无	\
体格检查	体征	黏膜斑病损（视诊）	黏膜斑病损表面溃疡	有，无	\
体格检查	体征	黏膜斑病损（触诊）	黏膜斑病损触痛	无，轻度，中度，重度	\
体格检查	体征	黏膜	黏膜炎	有，无	\

数据集名称	模块名称	子模块名称	数据元名称	值域	单位
体格检查	体征	黏膜	黏膜炎部位	舌，腭部，扁桃体，唇，口角，颊，牙龈，咽部，喉部，生殖器黏膜	\
体格检查	体征	黏膜炎病损（视诊）	黏膜充血	是，否	\
体格检查	体征	黏膜炎病损（视诊）	弥漫性潮红	是，否	\
体格检查	体征	黏膜炎病损（视诊）	糜烂	有，无	\
体格检查	体征	黏膜炎病损（视诊）	溃疡	有，无	\
体格检查	体征	黏膜炎病损（视诊）	覆黄白色假膜	是，否	\
体格检查	体征	黏膜炎病损	覆黄白色假膜易于擦去	是，否	\
体格检查	体征	黏膜炎病损（视诊）	覆黄白色假膜擦去后创面出血	有，无	\
体格检查	体征	黏膜炎病损（视诊）	舌部光滑区	是，否	\
体格检查	体征	黏膜炎病损（视诊）	舌乳头消失	是，否	\
体格检查	体征	黏膜炎病损（视诊）	舌背分叶状	是，否	\
体格检查	体征	黏膜炎病损（视诊）	舌背沟裂	是，否	\
体格检查	体征	黏膜炎病损（视诊）	扁桃体红肿	是，否	\
体格检查	体征	黏膜炎病损（视诊）	咽后壁淋巴滤泡充血突出	是，否	\
体格检查	体征	黏膜炎病损（视诊）	咽部黏膜充血	有，无	\
体格检查	体征	黏膜炎病损（视诊）	咽后壁黏液分泌物	有，无	\
体格检查	体征	黏膜炎病损（视诊）	咽后壁脓性分泌物	有，无	\
体格检查	体征	疣状病损（视诊）	疣状病损	有，无	\
体格检查	体征	疣状病损（视诊）	疣状病损部位	\	\
体格检查	体征	疣状病损（视诊）	疣状病损破溃	有，无	\
体格检查	体征	疣状病损（视诊）	疣状病损浸渍	有，无	\
体格检查	体征	疣状病损（视诊）	疣状病损糜烂	有，无	\

数据集名称	模块名称	子模块名称	数据元名称	值域	单位
体格检查	体征	疣状病损（视诊）	疣状病损出血	是，否	\
体格检查	体征	疣状病损（视诊）	疣状病损大小	\	cm
体格检查	体征	疣状病损（视诊）	疣状病损形态	乳头状，鸡冠状，菜花状，团块状	\
体格检查	体征	疣状病损（视诊）	疣状病损有蒂	是，否	\
体格检查	体征	疣状病损（视诊）	疣状病损颜色	粉红，深红，灰白，棕黑，肉色，苍白色	\
体格检查	体征	疣状病损（视诊）	疣状病损数目	\	个
体格检查	体征	疣状病损（视诊）	疣状病损颜色	肉色，苍白色	\
体格检查	体征	疣状病损（触诊）	疣状病损质地	柔软，质韧	\
体格检查	体征	哈钦森齿（视诊）	哈钦森齿	是，否	\
体格检查	体征	哈钦森齿（视诊）	切牙游离缘半月形缺损	是，否	\
体格检查	体征	哈钦森齿（视诊）	表面宽基底窄	是，否	\
体格检查	体征	哈钦森齿（视诊）	牙齿排列稀疏不齐	是，否	\
体格检查	体征	桑葚齿（视诊）	桑葚齿	是，否	\
体格检查	体征	桑葚齿（视诊）	第一磨牙较小	是，否	\
体格检查	体征	桑葚齿（视诊）	第一磨牙牙尖较低	是，否	\
体格检查	体征	桑葚齿（视诊）	牙尖向中偏斜	是，否	\
体格检查	体征	淋巴结	淋巴结肿大	是，否	\
体格检查	体征	淋巴结	淋巴结肿大部位	下颌下，颏下，腹股沟，患处附近	\
体格检查	体征	淋巴结	淋巴结肿大数量	\	个
体格检查	体征	淋巴结	淋巴结肿大直径	\	cm
体格检查	体征	淋巴结	淋巴结硬度	柔软，中等，硬	\
体格检查	体征	淋巴结	淋巴结粘连	是，否	\

9. 性传播疾病的口腔表征

数据集名称	模块名称	子模块名称	数据元名称	值域	单位
体格检查	体征	淋巴结	淋巴结触痛	无，轻度，中度，重度	\
体格检查	体征	运动系统	骨关节压痛	是，否	\
体格检查	体征	运动系统	关节腔积液	是，否	\
体格检查	体征	运动系统	关节肿胀	是，否	\
体格检查	体征	运动系统	骨膜炎	有，无	\
体格检查	体征	运动系统	关节炎	有，无	\
体格检查	体征	运动系统	骨炎	有，无	\
体格检查	体征	运动系统	骨髓炎	有，无	\
体格检查	体征	运动系统	腱鞘炎	有，无	\
体格检查	体征	运动系统	滑囊炎	有，无	\
体格检查	体征	眼部	视力损害	有，无	\
体格检查	体征	眼部	眼结膜充血水肿	有，无	\
体格检查	体征	眼部	脓性分泌物	有，无	\
体格检查	体征	眼部	角膜溃疡	有，无	\
体格检查	体征	眼部	角膜云雾状	有，无	\
体格检查	体征	眼部	虹膜炎	有，无	\
体格检查	体征	眼部	虹膜睫状体炎	有，无	\
体格检查	体征	眼部	脉络膜炎	有，无	\
体格检查	体征	眼部	视网膜炎	有，无	\
体格检查	体征	眼部	视神经炎	有，无	\
体格检查	体征	眼部	角膜炎	有，无	\
体格检查	体征	眼部	间质性角膜炎	有，无	\

数据集名称	模块名称	子模块名称	数据元名称	值域	单位
体格检查	体征	眼部	葡萄膜炎	有，无	\
体格检查	体征	神经系统	神经系统损害	有，无	\
体格检查	体征	循环系统	循环系统损害	有，无	\
体格检查	体征	内脏	内脏损害	有，无	\
体格检查	体征	泌尿生殖系统	尿道口红肿	有，无	\
体格检查	体征	泌尿生殖系统	尿道口分泌物增多	有，无	\
体格检查	体征	泌尿生殖系统	尿道口分泌物性质	稀薄，黏性，脓性	\
体格检查	体征	泌尿生殖系统	宫颈口红肿	有，无	\
体格检查	体征	泌尿生殖系统	宫颈口触痛	有，无	\
体格检查	体征	泌尿生殖系统	宫颈口脓性分泌物	有，无	\
体格检查	体征	泌尿生殖系统	尿道口压痛	有，无	\
体格检查	体征	泌尿生殖系统	前庭大腺红肿	有，无	\
体格检查	体征	泌尿生殖系统	前庭大腺疼痛	有，无	\
体格检查	体征	泌尿生殖系统	前庭大腺脓肿	有，无	\
体格检查	体征	泌尿生殖系统	肛门分泌物	有，无	\
体格检查	体征	泌尿生殖系统	肛门分泌物性质	黏性，脓性，血性	\
辅助检查	病理组织学检查	梅毒基本病变	血管周围炎	有，无	\
辅助检查	病理组织学检查	梅毒基本病变	血管内膜炎	有，无	\
辅助检查	病理组织学检查	梅毒基本病变	血管内皮细胞肿胀	有，无	\
辅助检查	病理组织学检查	梅毒基本病变	血管内皮细胞增生	有，无	\
辅助检查	病理组织学检查	梅毒基本病变	血管周围淋巴细胞浸润	有，无	\
辅助检查	病理组织学检查	梅毒基本病变	血管周围浆细胞浸润	有，无	\

数据集名称	模块名称	子模块名称	数据元名称	值域	单位
辅助检查	病理组织学检查	梅毒基本病变	上皮样细胞浸润	有，无	\
辅助检查	病理组织学检查	梅毒基本病变	多核巨细胞肉芽肿性浸润	有，无	\
辅助检查	病理组织学检查	梅毒基本病变	坏死组织	有，无	\
辅助检查	组织病理学检查	尖锐湿疣病变	乳头瘤	有，无	\
辅助检查	组织病理学检查	尖锐湿疣病变	疣状增生	有，无	\
辅助检查	组织病理学检查	尖锐湿疣病变	角化过度	有，无	\
辅助检查	组织病理学检查	尖锐湿疣病变	片状角化不全	有，无	\
辅助检查	组织病理学检查	尖锐湿疣病变	表皮棘层肥厚	有，无	\
辅助检查	组织病理学检查	尖锐湿疣病变	基底细胞增生	有，无	\
辅助检查	组织病理学检查	尖锐湿疣病变	真皮浅层血管扩张	有，无	\
辅助检查	组织病理学检查	尖锐湿疣病变	炎性细胞浸润	有，无	\
辅助检查	组织病理学检查	尖锐湿疣病变	空泡化细胞	有，无	\
辅助检查	组织病理学检查	尖锐湿疣病变	病毒包涵体	有，无	\
辅助检查	梅毒螺旋体检查	皮肤黏膜损害暗视野显微镜检查	梅毒螺旋体	阳性，阴性	\
辅助检查	梅毒螺旋体检查	皮肤黏膜损害镀银染色显微镜检查	梅毒螺旋体	阳性，阴性	\
辅助检查	细菌检查	涂片法-革兰氏染色	大量多形核白细胞内革兰氏阴性双球菌	阳性，阴性	\
辅助检查	细菌检查	细菌培养	淋球菌典型菌落	有，无	\
辅助检查	细菌检查	细菌培养	淋球菌氧化酶试验	阳性，阴性	\
辅助检查	细菌检查	细菌培养-革兰氏染色	革兰氏阴性双球菌	阳性，阴性	\
辅助检查	细菌核酸检测	原位核酸杂交 /PCR	淋球菌核酸	阳性，阴性	\

数据集名称	模块名称	子模块名称	数据元名称	值域	单位
辅助检查	病毒核酸检测	原位核酸杂交 /PCR	HPV 特异性基因 （L1、E6、E7 区基因）	阳性, 阴性	\
辅助检查	检验	梅毒血清学试验	血清非螺旋体特异性抗体	阳性, 阴性	\
辅助检查	检验	梅毒血清学试验	血清梅毒螺旋体抗原	阳性, 阴性	\
辅助检查	检验	脑脊液检查	脑脊液非螺旋体特异性抗体	阳性, 阴性	\
辅助检查	检验	脑脊液检查	脑脊液梅毒螺旋体抗原	阳性, 阴性	\
辅助检查	检验	脑脊液检查	白细胞计数（WBC）	\	个 /L
辅助检查	检验	脑脊液检查	淋巴细胞计数（LY）	\	$\times 10^6$/L
辅助检查	检验	脑脊液检查	蛋白定量	\	mg/dl
诊断	尖锐湿疣	\	口腔尖锐湿疣	是, 否	\
诊断	尖锐湿疣	\	皮肤尖锐湿疣	是, 否	\
诊断	淋病	淋菌性咽炎	\	是, 否	\
诊断	淋病	淋菌性口炎	\	是, 否	\
诊断	淋病	淋菌性尿道炎	\	是, 否	\
诊断	淋病	淋菌性宫颈炎	\	是, 否	\
诊断	淋病	淋菌性肛门直肠炎	\	是, 否	\
诊断	淋病	淋菌性结膜炎	\	是, 否	\
诊断	梅毒	获得性梅毒	一期梅毒	是, 否	\
诊断	梅毒	获得性梅毒	二期梅毒	是, 否	\
诊断	梅毒	获得性梅毒	三期梅毒	是, 否	\
诊断	梅毒	胎传性梅毒	早期胎传性梅毒	是, 否	\
诊断	梅毒	胎传性梅毒	晚期胎传性梅毒	是, 否	\
诊断	梅毒	胎传性梅毒	先天潜伏梅毒	是, 否	\

9.
性传播疾病的口腔表征

数据集名称	模块名称	子模块名称	数据元名称	值域	单位
诊断	梅毒	潜伏梅毒	\	是，否	\
治疗	药物治疗	\	给药途径	口服（po），舌下含服（sl），静脉注射（iv），静脉滴注（ivgtt），肌内注射（im），皮下注射（sc），经直肠（pr），鞘内注射，其他	\
治疗	药物治疗	\	给药频次	1次/日（qd），1次/晚（qn），2次/日（bid），3次/日（tid），1次/12小时（q12h），1次/8小时（q8h），4次/日（qid），隔日1次（qod），其他	\
治疗	全身（用药）	抗生素	普鲁卡因青霉素G	是，否	\
治疗	全身（用药）	抗生素	苄星青霉素	是，否	\
治疗	全身（用药）	抗生素	多西环素	是，否	\
治疗	全身（用药）	抗生素	盐酸四环素	是，否	\
治疗	全身（用药）	抗生素	头孢曲松	是，否	\
治疗	全身（用药）	抗生素	头孢噻肟	是，否	\
治疗	全身（用药）	抗生素	大观霉素	是，否	\
治疗	全身（用药）	干扰素	\	是，否	\
治疗	局部（用药）	溶液	0.5% 鬼臼毒素酊	是，否	\
治疗	局部（用药）	糊剂/软膏	5% 咪喹莫特乳膏	是，否	\
治疗	局部（用药）	溶液	30%～50% 三氯醋酸溶液	是，否	\
治疗	物理疗法	\	激光	是，否	\
治疗	物理疗法	\	冷冻	是，否	\
治疗	物理疗法	\	微波	是，否	\
治疗	物理疗法	\	光动力	是，否	\
手术信息	外科手术疗法	\	手术切除	是，否	\

10. 艾滋病的口腔表征

模块名称	参考标准
10.艾滋病的口腔表征	《口腔黏膜病学》，第 5 版，人民卫生出版社 《内科学》，第 9 版，人民卫生出版社 《诊断学》，第 9 版，人民卫生出版社

数据集名称	模块名称	子模块名称	数据元名称	值域	单位
现病史	症状	起病相关情况	传染途径	先天，后天	\
现病史	症状	起病相关情况	接触其他艾滋病患者	有，无	\
现病史	症状	起病相关情况	直接接触其他艾滋病患者	有，无	\
现病史	症状	起病相关情况	间接接触其他艾滋病患者	有，无	\
现病史	症状	起病相关情况	发病性质（总体特征）	急性期，无症状期，艾滋病期	\
现病史	症状	全身表现	发热	有，无	\
现病史	症状	全身表现	发热持续时间	\	周
现病史	症状	全身表现	不规则发热	有，无	\
现病史	症状	全身表现	盗汗	有，无	\
现病史	症状	全身表现	恶心	有，无	\

数据集名称	模块名称	子模块名称	数据元名称	值域	单位
现病史	症状	全身表现	呕吐	是，否	\
现病史	症状	全身表现	腹泻	是，否	\
现病史	症状	全身表现	持续性腹泻	是，否	\
现病史	症状	全身表现	皮疹	有，无	\
现病史	症状	全身表现	关节疼痛	有，无	\
现病史	症状	全身表现	体重减轻 10% 及以上	是，否	\
现病史	症状	全身表现	疲乏不适	有，无	\
现病史	症状	全身表现	流涎	有，无	\
现病史	症状	全身表现	拒食	有，无	\
现病史	症状	全身表现	全身肌肉疼痛	有，无	\
现病史	症状	全身表现	皮肤感觉异常	是，否	\
现病史	症状	全身表现	皮肤疼痛	有，无	\
现病史	症状	全身表现	皮肤疼痛性质	烧灼感，刺痛，电击样痛，钝痛，隐痛	\
现病史	症状	神经精神表现	记忆力减退	有，无	\
现病史	症状	神经精神表现	精神淡漠	有，无	\
现病史	症状	神经精神表现	性格改变	有，无	\
现病史	症状	神经精神表现	烦躁不安	有，无	\
现病史	症状	神经精神表现	头痛	有，无	\
现病史	症状	神经精神表现	癫痫	有，无	\
现病史	症状	神经精神表现	痴呆	有，无	\

数据集名称	模块名称	子模块名称	数据元名称	值域	单位
现病史	症状	口腔表现	咽喉肿痛	有，无	\
现病史	症状	口腔表现	黏膜白色膜状物	有，无	\
现病史	症状	口腔表现	起疱	有，无	\
现病史	症状	口腔表现	糜烂	有，无	\
现病史	症状	口腔表现	溃疡	有，无	\
现病史	症状	口腔表现	溃疡发作频率	无间歇，每月 1～2 次，每季度 1～2 次，每年 1～2 次	\
现病史	症状	口腔表现	复发溃疡数量	\	个
现病史	症状	口腔表现	溃疡反复发作	是，否	\
现病史	症状	口腔表现	溃疡发生部位	上唇，下唇，左颊，右颊，舌背，左舌腹，右舌腹，软腭，硬腭，左舌腭弓，右舌腭弓，牙龈	\
现病史	症状	口腔表现	疼痛评分（VAS）	\	分
现病史	症状	口腔表现	疼痛	是，否	\
现病史	症状	口腔表现	疼痛部位	\	\
现病史	症状	口腔表现	白色斑块	有，无	\
现病史	症状	口腔表现	灰白色斑块	有，无	\
现病史	症状	口腔表现	口干	是，否	\
既往史	治疗史	放疗史	\	有，无	\
既往史	治疗史	化疗史	\	有，无	\
既往史	治疗史	长期用药史	抗生素使用史	有，无	\

数据集名称	模块名称	子模块名称	数据元名称	值域	单位
既往史	治疗史	长期用药史	局部使用激素史	有，无	\
既往史	治疗史	长期用药史	全身使用激素史	有，无	\
既往史	治疗史	长期用药史	全身使用免疫抑制剂史	有，无	\
既往史	系统疾病史	免疫功能低下疾病史	\	有，无	\
既往史	药物过敏史	\	\	有，无	\
既往史	药物过敏史	\	过敏药物	\	\
体格检查	体征	淋巴结	淋巴结肿大	是，否	\
体格检查	体征	淋巴结	淋巴结肿大部位	下颌下，颏下，腹股沟，颈部，锁骨上，锁骨下，腋窝	\
体格检查	体征	淋巴结	淋巴结肿大数目	\	个
体格检查	体征	淋巴结	淋巴结肿大直径	\	cm
体格检查	体征	淋巴结	淋巴结肿大持续时间	\	月，日
体格检查	体征	淋巴结	淋巴结硬度	柔软，中等，硬	\
体格检查	体征	淋巴结	淋巴结粘连	是，否	\
体格检查	体征	淋巴结	淋巴结触痛	无，轻度，中度，重度	\
体格检查	体征	口腔	较厚假膜	有，无	\
体格检查	体征	口腔	致密假膜	有，无	\
体格检查	体征	口腔	光滑假膜	有，无	\
体格检查	体征	口腔	假膜部位	咽部，软腭，腭垂，舌，口底，上唇，下唇，颊部，牙龈	\

口腔黏膜病标准数据集

数据集名称	模块名称	子模块名称	数据元名称	值域	单位
体格检查	体征	口腔	假膜颜色	\	\
体格检查	体征	口腔	黏膜充血发红	有，无	\
体格检查	体征	口腔	红斑	有，无	\
体格检查	体征	口腔	红斑部位	咽部，软腭，腭垂，舌，口底，上唇，下唇，颊部，牙龈	\
体格检查	体征	口腔	假膜可拭去	是，否	\
体格检查	体征	口腔	舌背乳头萎缩	是，否	\
体格检查	体征	口腔	白色小斑点	有，无	\
体格检查	体征	口腔	白色不规则增厚斑块	有，无	\
体格检查	体征	口腔	乳白色绒状假膜	有，无	\
体格检查	体征	口腔	口角潮红	有，无	\
体格检查	体征	口腔	慢性肉芽肿	有，无	\
体格检查	体征	口腔	溃疡	有，无	\
体格检查	体征	口腔	坏死	有，无	\
体格检查	体征	口腔	白色斑块	有，无	\
体格检查	体征	口腔	白色斑块部位	双侧舌缘，舌背，舌腹，咽部，软腭，腭垂，口底，上唇，下唇，颊部，牙龈	\
体格检查	体征	口腔	白色斑块外观	垂直皱褶外观，毛绒状	\
体格检查	体征	口腔	灰白斑块	有，无	\
体格检查	体征	口腔	灰白斑块部位	双侧舌缘，舌背，舌腹，咽部，软腭，腭垂，口底，上唇，下唇，颊部，牙龈	\

数据集名称	模块名称	子模块名称	数据元名称	值域	单位
体格检查	体征	口腔	灰白斑块外观	垂直皱褶外观，毛绒状	\
体格检查	体征	口腔	单个小水疱	有，无	\
体格检查	体征	口腔	成簇小水疱	有，无	\
体格检查	体征	口腔	成簇小水疱周围充血	有，无	\
体格检查	体征	口腔	成簇小水疱部位	牙龈，硬腭，软腭，颊，舌，上唇黏膜，下唇黏膜	\
体格检查	体征	口腔	水疱易破溃	有，无	\
体格检查	体征	口腔	不规则形糜烂面	有，无	\
体格检查	体征	口腔	痂皮	有，无	\
体格检查	体征	口腔	牙龈红肿	有，无	\
体格检查	体征	口腔	外生性乳头状新生物	有，无	\
体格检查	体征	口腔	多发性丘疹	有，无	\
体格检查	体征	口腔	多发性丘疹颗粒状	有，无	\
体格检查	体征	口腔	多发性丘疹边缘不规则	有，无	\
体格检查	体征	口腔	多发性丘疹成团趋势	有，无	\
体格检查	体征	口腔	褐色斑块	有，无	\
体格检查	体征	口腔	褐色结节	有，无	\
体格检查	体征	口腔	斑块部位	牙龈，硬腭，软腭，颊，舌，上唇黏膜，下唇黏膜	\
体格检查	体征	口腔	结节性质	平伏，高出黏膜，分叶，溃烂，出血	\

数据集名称	模块名称	子模块名称	数据元名称	值域	单位
体格检查	体征	口腔	紫色斑块	有，无	\
体格检查	体征	口腔	紫色结节	有，无	\
体格检查	体征	口腔	游离龈界限清楚的火红色充血带	有，无	\
体格检查	体征	口腔	龈缘及龈乳头灰黄色坏死组织	有，无	\
体格检查	体征	口腔	牙龈探诊出血	有，无	\
体格检查	体征	口腔	牙周袋	有，无	\
体格检查	体征	口腔	牙周袋探诊深度	\	cm
体格检查	体征	口腔	牙周附着丧失	有，无	\
体格检查	体征	口腔	牙周软组织坏死	有，无	\
体格检查	体征	口腔	牙周软组织缺损	有，无	\
体格检查	体征	口腔	牙体松动	是，否	\
体格检查	体征	口腔	广泛的组织坏死	有，无	\
体格检查	体征	口腔	溃疡形态	圆形，卵圆形，不规则	\
体格检查	体征	口腔	溃疡直径	\	mm
体格检查	体征	口腔	溃疡边缘隆起	有，无	\
体格检查	体征	口腔	溃疡深度	表浅，较深，深达肌层	\
体格检查	体征	口腔	溃疡质地	软，韧，硬	\
体格检查	体征	口腔	溃疡数量	\	个
体格检查	体征	口腔	唾液腺肿大	有，无	\
体格检查	体征	口腔	唾液腺肿大部位	腮腺，下颌下腺，单侧，双侧	\

数据集名称	模块名称	子模块名称	数据元名称	值域	单位
体格检查	体征	口腔	唾液腺质地	柔软，质韧，硬	\
体格检查	体征	口腔	口腔肿块	有，无	\
体格检查	体征	口腔	口腔肿块颜色	红色，紫色	\
体格检查	体征	口腔	口腔肿块部位	软腭，牙龈，舌根	\
体格检查	体征	口腔	口腔肿块伴随溃疡	有，无	\
体格检查	体征	口腔	口腔肿块固定	是，否	\
体格检查	体征	口腔	口腔肿块富有弹性	是，否	\
体格检查	体征	皮肤	皮肤病损	是，否	\
体格检查	体征	皮肤	皮肤病损部位	颜面部，四肢，手掌，足底，臀部，胸口，其他	\
体格检查	体征	皮肤	颜面部皮肤病损部位	口周，颊部，耳部，额部，眶下，颏部，颞下部，颧部	\
体格检查	体征	皮肤	皮肤病损分布	左侧，右侧，双侧，带状	\
体格检查	体征	皮肤	皮肤病损性状	色素沉着，红斑，水疱，脓疱，斑疹，丘疹，糜烂，其他	\
体格检查	体征	皮肤	皮肤病损大小	\	cm
辅助检查	真菌学检查	涂片法-直接镜检	大量假菌丝	有，无	\
辅助检查	真菌学检查	涂片法-革兰氏染色	阳性	是，否	\
辅助检查	真菌学检查	涂片法-PAS 染色	芽孢	有，无	\
辅助检查	真菌学检查	涂片法-PAS 染色	假菌丝	有，无	\
辅助检查	真菌学检查	分离培养法	形成菌落	是，否	\

数据集名称	模块名称	子模块名称	数据元名称	值域	单位
辅助检查	真菌学检查	分离培养法	厚壁孢子	有，无	\
辅助检查	真菌学检查	病理活检法	念珠菌丝侵入组织	是，否	\
辅助检查	真菌学检查	涂片法-直接镜检	单核细胞酵母型荚膜孢子	有，无	\
辅助检查	真菌学检查	涂片法-直接镜检	多形核细胞酵母型荚膜孢子	有，无	\
辅助检查	真菌学检查	涂片法-直接镜检	细胞外酵母型荚膜孢子	有，无	\
辅助检查	真菌学检查	分离培养法	分隔菌丝	有，无	\
辅助检查	真菌学检查	分离培养法	齿轮状孢子	有，无	\
辅助检查	病毒学检查	分离培养法	HIV 病毒	阳性，阴性	\
辅助检查	病毒学检查	荧光实时 PCR	HIV 病毒 DNA 核酸定量	\	copies/ml
辅助检查	病毒学检查	原位核酸杂交 /PCR	HIV 病毒 DNA	阳性，阴性	\
辅助检查	组织病理学检查	\	上皮增生	是，否	\
辅助检查	组织病理学检查	\	上皮过角化	是，否	\
辅助检查	组织病理学检查	\	上皮不全角化	是，否	\
辅助检查	组织病理学检查	\	细胞空泡样变	是，否	\
辅助检查	组织病理学检查	\	上皮下无淋巴细胞浸润	是，否	\
辅助检查	组织病理学检查	\	交织的丛状梭形细胞	是，否	\
辅助检查	组织病理学检查	\	血管增生	是，否	\
辅助检查	组织病理学检查	\	淋巴细胞浸润	有，无	\
辅助检查	组织病理学检查	\	浆细胞浸润	有，无	\
辅助检查	X 线检查	\	牙槽骨广泛破坏	有，无	\

数据集名称	模块名称	子模块名称	数据元名称	值域	单位
辅助检查	检验	\	HIV 抗体	阳性，阴性	\
辅助检查	检验	血常规	白细胞计数（WBC）	\	$\times 10^9$/L
辅助检查	检验	血常规	红细胞计数（RBC）	\	$\times 10^{12}$/L
辅助检查	检验	血常规	血红蛋白浓度（HGB）	\	g/L
辅助检查	检验	血常规	血细胞比容（HCT）	\	%
辅助检查	检验	血常规	平均红细胞体积（MCV）	\	fl
辅助检查	检验	血常规	平均红细胞血红蛋白含量（MCH）	\	pg
辅助检查	检验	血常规	平均红细胞血红蛋白浓度（MCHC）	\	g/L
辅助检查	检验	血常规	血小板计数（PLT）	\	$\times 10^9$/L
辅助检查	检验	血常规	淋巴细胞比值（LY%）	\	%
辅助检查	检验	血常规	单核细胞比例（MONO%）	\	%
辅助检查	检验	血常规	中性粒细胞比例（NEUT%）	\	%
辅助检查	检验	血常规	淋巴细胞计数（LY）	\	$\times 10^9$/L
辅助检查	检验	血常规	单核细胞计数（MONO）	\	$\times 10^9$/L
辅助检查	检验	血常规	中性粒细胞计数（NEUT）	\	$\times 10^9$/L
辅助检查	检验	血常规	红细胞分布宽度	\	%
辅助检查	检验	血常规	血小板体积分布宽度（PDW）	\	%
辅助检查	检验	血常规	平均血小板体积（MPV）	\	fl

口腔黏膜病标准数据集

数据集名称	模块名称	子模块名称	数据元名称	值域	单位
辅助检查	检验	血常规	大血小板比例（P-LCR）	\	%
辅助检查	检验	血常规	CD4$^+$T 细胞绝对计数	\	个 /μl
辅助检查	检验	血常规	CD4$^+$T 细胞相对计数	\	个 /μl
辅助检查	检验	血常规	CD4$^+$/CD8$^+$T 细胞比值	\	\
诊断	\	\	艾滋病	是，否	\
诊断	HIV 感染伴随口腔疾病	口腔真菌感染	口腔念珠菌病	是，否	\
诊断	HIV 感染伴随口腔疾病	口腔真菌感染	组织胞浆菌病	是，否	\
诊断	HIV 感染伴随口腔疾病	口腔病毒感染	毛状白斑	是，否	\
诊断	HIV 感染伴随口腔疾病	口腔病毒感染	单纯疱疹病毒感染	是，否	\
诊断	HIV 感染伴随口腔疾病	口腔病毒感染	带状疱疹病毒感染	是，否	\
诊断	HIV 感染伴随口腔疾病	口腔病毒感染	巨细胞病毒感染	是，否	\
诊断	HIV 感染伴随口腔疾病	口腔病毒感染	乳头状瘤	是，否	\
诊断	HIV 感染伴随口腔疾病	口腔病毒感染	局灶性上皮增生	是，否	\
诊断	HIV 感染伴随口腔疾病	\	卡波西肉瘤	是，否	\
诊断	HIV 感染伴随口腔疾病	HIV 相关性牙周病	牙龈线性红斑	是，否	\
诊断	HIV 感染伴随口腔疾病	HIV 相关性牙周病	HIV 相关性牙周炎	是，否	\
诊断	HIV 感染伴随口腔疾病	HIV 相关性牙周病	急性坏死性溃疡性龈炎	是，否	\
诊断	HIV 感染伴随口腔疾病	HIV 相关性牙周病	坏死性牙周炎	是，否	\
诊断	HIV 感染伴随口腔疾病	\	坏死性口炎	是，否	\
诊断	HIV 感染伴随口腔疾病	\	复发性阿弗他溃疡	是，否	\

10. 艾滋病的口腔表征

数据集名称	模块名称	子模块名称	数据元名称	值域	单位
诊断	HIV 感染伴随疾病	\	口干症	是，否	\
诊断	HIV 感染伴随疾病	\	唾液腺疾病	是，否	\
诊断	HIV 感染伴随疾病	\	非霍奇金淋巴瘤	是，否	\
诊断	HIV 感染伴随疾病	\	肺孢子菌肺炎	是，否	\
诊断	HIV 感染伴随疾病	\	细菌性肺炎	是，否	\
诊断	HIV 感染伴随疾病	\	弓形虫脑病	是，否	\
诊断	HIV 感染伴随疾病	\	败血症	是，否	\
诊断	HIV 感染伴随疾病	\	马尼尔菲青霉病	是，否	\
治疗	全身（用药）	核苷类反转录酶抑制剂	齐多夫定	是，否	\
治疗	全身（用药）	核苷类反转录酶抑制剂	拉米夫定	是，否	\
治疗	全身（用药）	核苷类反转录酶抑制剂	阿巴卡韦	是，否	\
治疗	全身（用药）	核苷类反转录酶抑制剂	替诺福韦	是，否	\
治疗	全身（用药）	核苷类反转录酶抑制剂	曲恩他滨	是，否	\
治疗	全身（用药）	非核苷类反转录酶抑制剂	奈韦拉平	是，否	\
治疗	全身（用药）	非核苷类反转录酶抑制剂	依非韦伦	是，否	\
治疗	全身（用药）	非核苷类反转录酶抑制剂	依曲韦林	是，否	\
治疗	全身（用药）	蛋白酶抑制剂	利托那韦	是，否	\
治疗	全身（用药）	蛋白酶抑制剂	替拉那韦	是，否	\
治疗	全身（用药）	蛋白酶抑制剂	阿扎那韦	是，否	\
治疗	全身（用药）	整合酶抑制剂	拉替拉韦	是，否	\

数据集名称	模块名称	子模块名称	数据元名称	值域	单位
治疗	全身（用药）	\	融合抑制剂	是，否	\
治疗	全身（用药）	\	CCR5 抑制剂	是，否	\
治疗	全身（用药）	免疫调节治疗	α 干扰素	是，否	\
治疗	全身（用药）	免疫调节治疗	IL-2	是，否	\
治疗	全身（用药）	抗真菌药	氟康唑	是，否	\
治疗	全身（用药）	抗真菌药	伊曲康唑	是，否	\
治疗	全身（用药）	抗真菌药	伏立康唑	是，否	\
治疗	全身（用药）	抗真菌药	两性霉素 B	是，否	\
治疗	全身（用药）	抗真菌药	两性霉素 B 脂质体	是，否	\
治疗	全身（用药）	抗真菌药	卡泊芬净	是，否	\
治疗	全身（用药）	抗真菌药	阿尼芬净	是，否	\
治疗	全身（用药）	抗真菌药	米卡芬净	是，否	\
治疗	全身（用药）	抗病毒类药物	阿昔洛韦	是，否	\
治疗	全身（用药）	抗病毒类药物	更昔洛韦	是，否	\
治疗	全身（用药）	抗病毒类药物	伐昔洛韦	是，否	\
治疗	全身（用药）	抗病毒类药物	泛昔洛韦	是，否	\
治疗	全身（用药）	抗生素	阿莫西林	是，否	\
治疗	全身（用药）	抗生素	替硝唑	是，否	\
治疗	全身（用药）	抗生素	奥硝唑	是，否	\
治疗	全身（用药）	抗生素	甲硝唑	是，否	\

数据集名称	模块名称	子模块名称	数据元名称	值域	单位
治疗	全身（用药）	化疗药物	长春新碱	是，否	\
治疗	全身（用药）	化疗药物	博来霉素	是，否	\
治疗	全身（用药）	化疗药物	紫杉醇	是，否	\
治疗	全身（用药）	脂质体蒽环霉素	多柔比星	是，否	\
治疗	全身（用药）	脂质体蒽环霉素	柔红霉素	是，否	\
治疗	全身（用药）	其他药物	沙利度胺	是，否	\
治疗	全身（用药）	唾液分泌刺激剂	毛果芸香碱	是，否	\
治疗	局部（用药）	溶液	2%～4%碳酸氢钠含漱液	是，否	\
治疗	局部（用药）	糊剂/软膏	制霉菌素	是，否	\
治疗	局部（用药）	糊剂/软膏	咪康唑软膏	是，否	\
治疗	局部（用药）	糊剂/软膏	克霉唑软膏	是，否	\
治疗	局部（用药）	糊剂/软膏	3%阿昔洛韦软膏	是，否	\
治疗	局部（用药）	抗菌类含漱液	聚维酮碘溶液	是，否	\
治疗	局部（用药）	抗菌类含漱液	氯己定溶液	是，否	\
治疗	局部（用药）	消毒防腐类溶液	复方硼酸液	是，否	\
治疗	局部（用药）	消毒防腐类溶液	过氧化氢溶液	是，否	\
治疗	局部（用药）	消毒防腐类溶液	1%依沙吖定溶液	是，否	\
治疗	局部（用药）	糖皮质激素类药物	地塞米松软膏	是，否	\
治疗	局部（用药）	糖皮质激素类药物	曲安奈德口腔软膏	是，否	\
治疗	物理疗法	\	激光	是，否	\

数据集名称	模块名称	子模块名称	数据元名称	值域	单位
治疗	物理疗法	\	冷冻	是，否	\
治疗	物理疗法	\	微波	是，否	\
治疗	物理疗法	\	光动力	是，否	\
治疗	物理疗法	\	牙周系统治疗	是，否	\
手术信息	\	\	手术切除	是，否	\

11. 系统性疾病的口腔表征

模块名称	参考标准
11. 系统性疾病的口腔表征	《口腔黏膜病学》，第 5 版，人民卫生出版社 《内科学》，第 9 版，人民卫生出版社 《诊断学》，第 9 版，人民卫生出版社

数据集名称	模块名称	子模块名称	数据元名称	值域	单位
现病史	症状	全身症状	锥体束征阳性	是，否	\
现病史	症状	全身症状	注意力不集中	是，否	\
现病史	症状	全身症状	周围神经损害	是，否	\
现病史	症状	全身症状	周围神经麻痹	是，否	\
现病史	症状	全身症状	中热	是，否	\
现病史	症状	全身症状	智力低下	是，否	\
现病史	症状	全身症状	指甲（趾甲）扁平	是，否	\
现病史	症状	全身症状	脂溢性皮炎	是，否	\
现病史	症状	全身症状	月经过多	是，否	\
现病史	症状	全身症状	营养不良	是，否	\

数据集名称	模块名称	子模块名称	数据元名称	值域	单位
现病史	症状	全身症状	阴囊瘙痒	有，无	\
现病史	症状	全身症状	阴唇炎	是，否	\
现病史	症状	全身症状	易怒	有，无	\
现病史	症状	全身症状	易倦	有，无	\
现病史	症状	全身症状	抑郁	有，无	\
现病史	症状	全身症状	异食癖	有，无	\
现病史	症状	全身症状	眼花	有，无	\
现病史	症状	全身症状	眼干涩	有，无	\
现病史	症状	全身症状	眼部异物感	有，无	\
现病史	症状	全身症状	眼部畏光	是，否	\
现病史	症状	全身症状	眼部疼痛	是，否	\
现病史	症状	全身症状	眼部少泪	是，否	\
现病史	症状	全身症状	眼部摩擦感	有，无	\
现病史	症状	全身症状	血尿	有，无	\
现病史	症状	全身症状	嗅觉降低	有，无	\
现病史	症状	全身症状	胸骨下端局部压痛	有，无	\
现病史	症状	全身症状	性功能障碍	是，否	\
现病史	症状	全身症状	行走困难	有，无	\
现病史	症状	全身症状	心悸	有，无	\
现病史	症状	全身症状	心肌炎	是，否	\

数据集名称	模块名称	子模块名称	数据元名称	值域	单位
现病史	症状	全身症状	消化系统损害	是，否	\
现病史	症状	全身症状	消化不良	是，否	\
现病史	症状	全身症状	向心性肥胖	是，否	\
现病史	症状	全身症状	下蹲后起立困难	是，否	\
现病史	症状	全身症状	妄想	有，无	\
现病史	症状	全身症状	外周关节炎	是，否	\
现病史	症状	全身症状	头晕	有，无	\
现病史	症状	全身症状	头痛	有，无	\
现病史	症状	全身症状	体重减轻	是，否	\
现病史	症状	全身症状	体力耐力下降	是，否	\
现病史	症状	全身症状	糖耐量减低	是，否	\
现病史	症状	全身症状	手真菌感染	是，否	\
现病史	症状	全身症状	足真菌感染	是，否	\
现病史	症状	全身症状	指（趾）甲真菌感染	是，否	\
现病史	症状	全身症状	肛周真菌感染	是，否	\
现病史	症状	全身症状	视物不清	有，无	\
现病史	症状	全身症状	视力下降	有，无	\
现病史	症状	全身症状	食欲减退	有，无	\
现病史	症状	全身症状	失眠	有，无	\
现病史	症状	全身症状	声音嘶哑	有，无	\

数据集名称	模块名称	子模块名称	数据元名称	值域	单位
现病史	症状	全身症状	生长发育迟缓	是，否	\
现病史	症状	全身症状	肾损伤	是，否	\
现病史	症状	全身症状	神经系统症状	是，否	\
现病史	症状	全身症状	神经衰弱	有，无	\
现病史	症状	全身症状	深感觉障碍	有，无	\
现病史	症状	全身症状	上呼吸道感染症状	有，无	\
现病史	症状	全身症状	瘙痒	有，无	\
现病史	症状	全身症状	情绪不稳定	有，无	\
现病史	症状	全身症状	气短	有，无	\
现病史	症状	全身症状	葡萄膜炎	是，否	\
现病史	症状	全身症状	脾大	是，否	\
现病史	症状	全身症状	疲乏	有，无	\
现病史	症状	全身症状	皮下瘀斑	有，无	\
现病史	症状	全身症状	皮肤发绀	有，无	\
现病史	症状	全身症状	皮肤瘀点	有，无	\
现病史	症状	全身症状	皮肤瘀斑	有，无	\
现病史	症状	全身症状	皮肤色素沉着	有，无	\
现病史	症状	全身症状	皮肤瘙痒	有，无	\
现病史	症状	全身症状	皮肤干燥褶皱	有，无	\
现病史	症状	全身症状	皮肤变薄	是，否	\

数据集名称	模块名称	子模块名称	数据元名称	值域	单位
现病史	症状	全身症状	呕血	有，无	\
现病史	症状	全身症状	呕吐	有，无	\
现病史	症状	全身症状	脓尿	有，无	\
现病史	症状	全身症状	脓毒血症	是，否	\
现病史	症状	全身症状	黏液脓血便	有，无	\
现病史	症状	全身症状	内脏出血	有，无	\
现病史	症状	全身症状	面色苍白	有，无	\
现病史	症状	全身症状	毛发干枯脱落	有，无	\
现病史	症状	全身症状	慢性干咳	是，否	\
现病史	症状	全身症状	慢性腹泻	是，否	\
现病史	症状	全身症状	满月脸	是，否	\
现病史	症状	全身症状	流泪	是，否	\
现病史	症状	全身症状	淋巴结肿大	是，否	\
现病史	症状	全身症状	倦怠无力	有，无	\
现病史	症状	全身症状	静脉血栓	是，否	\
现病史	症状	全身症状	颈项强直	是，否	\
现病史	症状	全身症状	精神错乱	有，无	\
现病史	症状	全身症状	结膜炎症状	是，否	\
现病史	症状	全身症状	结膜充血	有，无	\
现病史	症状	全身症状	结节性红斑	有，无	\

数据集名称	模块名称	子模块名称	数据元名称	值域	单位
现病史	症状	全身症状	记忆力下降	是，否	\
现病史	症状	全身症状	肌无力	有，无	\
现病史	症状	全身症状	昏迷	有，无	\
现病史	症状	全身症状	会阴痒	有，无	\
现病史	症状	全身症状	坏疽性脓皮病	是，否	\
现病史	症状	全身症状	呼吸系统损害	是，否	\
现病史	症状	全身症状	呼吸道感染症状	是，否	\
现病史	症状	全身症状	喉炎表现	有，无	\
现病史	症状	全身症状	关节痛	是，否	\
现病史	症状	全身症状	骨质疏松	是，否	\
现病史	症状	全身症状	共济失调	是，否	\
现病史	症状	全身症状	巩膜外层炎	是，否	\
现病史	症状	全身症状	咯血	有，无	\
现病史	症状	全身症状	高血压	是，否	\
现病史	症状	全身症状	高热性质	持续性，一过性	\
现病史	症状	全身症状	高热	有，无	\
现病史	症状	全身症状	干痒性皮炎	有，无	\
现病史	症状	全身症状	感染性休克	是，否	\
现病史	症状	全身症状	肝损伤	是，否	\
现病史	症状	全身症状	腹胀	是，否	\

数据集名称	模块名称	子模块名称	数据元名称	值域	单位
现病史	症状	全身症状	腹泻	是，否	\
现病史	症状	全身症状	腹痛	是，否	\
现病史	症状	全身症状	肺炎症状	有，无	\
现病史	症状	全身症状	烦躁	是，否	\
现病史	症状	全身症状	乏力	是，否	\
现病史	症状	全身症状	发热特征	稽留热，弛张热	\
现病史	症状	全身症状	发热持续时间	\	日
现病史	症状	全身症状	发热	有，无	\
现病史	症状	全身症状	耳鸣	有，无	\
现病史	症状	全身症状	恶心	有，无	\
现病史	症状	全身症状	多饮	有，无	\
现病史	症状	全身症状	多血质外貌	是，否	\
现病史	症状	全身症状	多食	有，无	\
现病史	症状	全身症状	多尿	有，无	\
现病史	症状	全身症状	多毛外貌	有，无	\
现病史	症状	全身症状	多汗	有，无	\
现病史	症状	全身症状	对称性远端肢体麻木	有，无	\
现病史	症状	全身症状	对称性皮炎	有，无	\
现病史	症状	全身症状	低热	有，无	\
现病史	症状	全身症状	盗汗	有，无	\

数据集名称	模块名称	子模块名称	数据元名称	值域	单位
现病史	症状	全身症状	抽搐	有，无	\
现病史	症状	全身症状	步态不稳	有，无	\
现病史	症状	全身症状	便血	有，无	\
现病史	症状	全身症状	鼻腔黏膜结痂	有，无	\
现病史	症状	全身症状	鼻腔黏膜干燥	有，无	\
现病史	症状	全身症状	鼻前庭皲裂	有，无	\
现病史	症状	全身症状	鼻前庭结痂	有，无	\
现病史	症状	全身症状	鼻黏膜灼热感	有，无	\
现病史	症状	全身症状	鼻出血	有，无	\
现病史	症状	全身症状	败血症	是，否	\
现病史	症状	全身症状	皮肤紫红色线条部位	腋窝，肘窝，腹股沟	\
现病史	症状	全身症状	皮肤紫红色线条	有，无	\
现病史	症状	全身症状	皮肤脱屑	有，无	\
现病史	症状	全身症状	皮疹痒感	有，无	\
现病史	症状	全身症状	皮疹色素沉着	有，无	\
现病史	症状	全身症状	皮疹持续时间	\	日
现病史	症状	全身症状	皮疹部位出现顺序	\	\
现病史	症状	全身症状	皮疹部位	颈部，胸，躯干，四肢，全身	\
现病史	症状	全身症状	皮疹	有，无	\
现病史	症状	全身症状	皮肤紫癜样皮疹	有，无	\

数据集名称	模块名称	子模块名称	数据元名称	值域	单位
现病史	症状	全身症状	皮肤萎缩	有，无	\
现病史	症状	全身症状	皮肤弥漫性充血潮红	有，无	\
现病史	症状	全身症状	皮肤干燥	是，否	\
现病史	症状	全身症状	皮肤雷诺现象	有，无	\
现病史	症状	口腔症状	自发性牙龈出血	有，无	\
现病史	症状	口腔症状	瘀点	有，无	\
现病史	症状	口腔症状	瘀斑	有，无	\
现病史	症状	口腔症状	异物感	有，无	\
现病史	症状	口腔症状	夜间渴醒	是，否	\
现病史	症状	口腔症状	咽痛	有，无	\
现病史	症状	口腔症状	言语困难	是，否	\
现病史	症状	口腔症状	牙龈出血不易止血	有，无	\
现病史	症状	口腔症状	牙龈病变	有，无	\
现病史	症状	口腔症状	牙龈疼痛	是，否	\
现病史	症状	口腔症状	牙痛	是，否	\
现病史	症状	口腔症状	血疱	是，否	\
现病史	症状	口腔症状	味觉异常	是，否	\
现病史	症状	口腔症状	味觉功能丧失	是，否	\
现病史	症状	口腔症状	味觉功能迟钝	是，否	\
现病史	症状	口腔症状	唾液腺疼痛	是，否	\

数据集名称	模块名称	子模块名称	数据元名称	值域	单位
现病史	症状	口腔症状	吞咽受阻	是，否	\
现病史	症状	口腔症状	吞咽困难	是，否	\
现病史	症状	口腔症状	舌灼热	有，无	\
现病史	症状	口腔症状	舌肿胀	有，无	\
现病史	症状	口腔症状	舌体庞大突出口外	是，否	\
现病史	症状	口腔症状	舌体硬	是，否	\
现病史	症状	口腔症状	舌体肿大	是，否	\
现病史	症状	口腔症状	仰卧时舌后坠发鼾声	是，否	\
现病史	症状	口腔症状	进行性巨舌症	是，否	\
现病史	症状	口腔症状	舌苔发白	是，否	\
现病史	症状	口腔症状	舌刺痛	是，否	\
现病史	症状	口腔症状	舌部灼痛	是，否	\
现病史	症状	口腔症状	舌背光滑	是，否	\
现病史	症状	口腔症状	梅-罗综合征表现	有，无	\
现病史	症状	口腔症状	溃疡	有，无	\
现病史	症状	口腔症状	口周苍白圈	有，无	\
现病史	症状	口腔症状	口腔反复溃疡	有，无	\
现病史	症状	口腔症状	唾液黏稠	是，否	\
现病史	症状	口腔症状	口面部肉芽肿病表现	有，无	\
现病史	症状	口腔症状	口角炎表现	有，无	\

数据集名称	模块名称	子模块名称	数据元名称	值域	单位
现病史	症状	口腔症状	口干	是，否	\
现病史	症状	口腔症状	血腥样口臭	是，否	\
现病史	症状	口腔症状	口唇皲裂	是，否	\
现病史	症状	口腔症状	口唇红肿	是，否	\
现病史	症状	口腔症状	口唇干燥	是，否	\
现病史	症状	口腔症状	口唇闭合困难	是，否	\
现病史	症状	口腔症状	克罗恩病口腔表现	有，无	\
现病史	症状	口腔症状	咀嚼困难	是，否	\
现病史	症状	口腔症状	腐败性口臭	是，否	\
现病史	症状	口腔症状	唇红脱皮	有，无	\
现病史	症状	口腔症状	唇红皲裂	有，无	\
现病史	症状	口腔症状	拔牙后出血不止	是，否	\
现病史	症状	口腔症状	黏膜疼痛	是，否	\
现病史	症状	口腔症状	流涎	是，否	\
现病史	症状	口腔症状	多发性溃疡	是，否	\
现病史	症状	口腔症状	言语时需频繁饮水	是，否	\
现病史	症状	口腔症状	进食需伴流质送服	是，否	\
现病史	症状	口腔症状	灼口综合征表现	是，否	\
现病史	症状	并发症状	微血管病变，糖尿病性视网膜病变	是，否	\
现病史	症状	并发症状	微血管病变，糖尿病肾病	是，否	\

口腔黏膜病标准数据集

数据集名称	模块名称	子模块名称	数据元名称	值域	单位
现病史	症状	并发症状	酮症酸中毒	是，否	\
现病史	症状	并发症状	糖尿病足	是，否	\
现病史	症状	并发症状	皮肤感染	有，无	\
现病史	症状	并发症状	尿路感染	有，无	\
现病史	症状	并发症状	高渗高血糖综合征	是，否	\
现病史	症状	并发症状	肺结核	是，否	\
现病史	症状	并发症状	大血管病变	是，否	\
体格检查	体征	眼部	眼底出血	有，无	\
体格检查	体征	眼部	眼部无脓性分泌物	有，无	\
体格检查	体征	眼部	球结膜充血	有，无	\
体格检查	体征	眼部	角膜炎	有，无	\
体格检查	体征	眼部	角膜溃疡	有，无	\
体格检查	体征	眼部	角膜穿孔	有，无	\
体格检查	体征	心脏	心源性休克	是，否	\
体格检查	体征	心脏	心内膜炎	是，否	\
体格检查	体征	心脏	心律失常	是，否	\
体格检查	体征	心脏	心肌炎	是，否	\
体格检查	体征	心脏	心肌梗死	是，否	\
体格检查	体征	心脏	心包炎	是，否	\
体格检查	体征	手足	指（趾）甲脱落	有，无	\

数据集名称	模块名称	子模块名称	数据元名称	值域	单位
体格检查	体征	手足	指（趾）甲横沟	有，无	\
体格检查	体征	手足	指（趾）端甲下和皮肤交界处膜状脱皮	有，无	\
体格检查	体征	手足	掌趾红斑	有，无	\
体格检查	体征	手足	手足硬性水肿	有，无	\
体格检查	体征	神经系统	无菌性脑膜炎	是，否	\
体格检查	体征	神经系统	颅内出血	有，无	\
体格检查	体征	腮腺	腮腺肿大	有，无	\
体格检查	体征	腮腺	腮腺肿大性质	持续性，反复性	\
体格检查	体征	皮肤	皮疹	有，无	\
体格检查	体征	皮肤	皮疹性质	丘疹，多形性，斑丘疹，红斑样，猩红热样，紫癜样	\
体格检查	体征	皮肤	皮疹部位	\	\
体格检查	体征	皮肤	皮肤针尖大小的丘疹	有，无	\
体格检查	体征	皮肤	皮肤丘疹触诊褪色	有，无	\
体格检查	体征	皮肤	肛周皮肤脱皮	有，无	\
体格检查	体征	皮肤	肛周皮肤发红	有，无	\
体格检查	体征	淋巴结	淋巴结肿大直径	\	cm
体格检查	体征	淋巴结	淋巴结肿大数量	\	个
体格检查	体征	淋巴结	淋巴结肿大部位	下颌下，颏下，腹股沟，颈部，锁骨上，锁骨下，腋窝	\

数据集名称	模块名称	子模块名称	数据元名称	值域	单位
体格检查	体征	淋巴结	淋巴结肿大	有，无	\
体格检查	体征	淋巴结	淋巴结粘连	有，无	\
体格检查	体征	淋巴结	淋巴结触诊硬度	柔软，中等，硬，有弹性	\
体格检查	体征	淋巴结	淋巴结触痛	无，轻度，中度，重度	\
现病史	体征	口腔	黏膜病损部位	上唇，下唇，左颊，右颊，舌背，左舌腹，右舌腹，舌尖，软腭，硬腭，左舌腭弓，右舌腭弓，牙龈，口底，前庭沟，扁桃体	\
体格检查	体征	口腔	增厚黏膜上小脓疱	有，无	\
体格检查	体征	口腔	增厚黏膜上糜烂	有，无	\
体格检查	体征	口腔	增厚黏膜上溃疡	有，无	\
体格检查	体征	口腔	黏膜增厚	有，无	\
体格检查	体征	口腔	红斑上小脓疱	有，无	\
体格检查	体征	口腔	红斑上糜烂	有，无	\
体格检查	体征	口腔	红斑上溃疡	有，无	\
体格检查	体征	口腔	黏膜红斑	有，无	\
体格检查	体征	口腔	黏膜苍白	有，无	\
体格检查	体征	口腔	黏膜干燥	是，否	\
体格检查	体征	口腔	黏膜无光泽	是，否	\
体格检查	体征	口腔	黏膜苔藓样损害	是，否	\
体格检查	体征	口腔	黏膜棕褐色色素沉着	是，否	\

数据集名称	模块名称	子模块名称	数据元名称	值域	单位
体格检查	体征	口腔	黏膜微黄色结节	是，否	\
体格检查	体征	口腔	黏膜突起白色病损	是，否	\
体格检查	体征	口腔	黏膜蓝紫色疱样突起	是，否	\
体格检查	体征	口腔	黏膜灰白色小点	是，否	\
体格检查	体征	口腔	黏膜紫色小点	是，否	\
体格检查	体征	口腔	黏膜灰白色小点周围红晕	是，否	\
体格检查	体征	口腔	黏膜紫色小点周围红晕	是，否	\
体格检查	体征	口腔	唇红干燥	是，否	\
体格检查	体征	口腔	唇红脱皮	是，否	\
体格检查	体征	口腔	唇红垂直皲裂	是，否	\
体格检查	体征	口腔	念珠菌感染	是，否	\
体格检查	体征	口腔	沟纹舌	是，否	\
体格检查	体征	口腔	腮腺肿大	是，否	\
体格检查	体征	口腔	瘀点	有，无	\
体格检查	体征	口腔	瘀斑	有，无	\
体格检查	体征	口腔	咽腔弥漫性肿胀	是，否	\
体格检查	体征	口腔	牙龈肿胀	是，否	\
体格检查	体征	口腔	牙龈颜色苍白	是，否	\
体格检查	体征	口腔	牙龈增生肿大质地	柔软，质韧，中等硬度，质硬	\
体格检查	体征	口腔	牙龈增生肿大性质	结节状，表面光亮	\

数据集名称	模块名称	子模块名称	数据元名称	值域	单位
体格检查	体征	口腔	牙龈增生肿大部位	边缘龈，牙间乳头，附着龈	\
体格检查	体征	口腔	牙龈增生	是，否	\
体格检查	体征	口腔	牙龈坏死	是，否	\
体格检查	体征	口腔	牙龈出血	有，无	\
体格检查	体征	口腔	牙龈充血	有，无	\
体格检查	体征	口腔	牙齿松动	是，否	\
体格检查	体征	口腔	血肿	有，无	\
体格检查	体征	口腔	血疱	有，无	\
体格检查	体征	口腔	下颌下腺肿大	是，否	\
体格检查	体征	口腔	下颌下淋巴结肿大	是，否	\
体格检查	体征	口腔	腮腺肿大部位	单侧，双侧	\
体格检查	体征	口腔	唾液腺肿大	有，无	\
体格检查	体征	口腔	唾液腺导管口分泌物性质	清亮，雪花样，脓液	\
体格检查	体征	口腔	唾液腺导管口分泌唾液	有，无	\
体格检查	体征	口腔	舌下腺肿大	有，无	\
体格检查	体征	口腔	舌乳头萎缩	有，无	\
体格检查	体征	口腔	舌乳头凸起	有，无	\
体格检查	体征	口腔	舌乳头红肿	有，无	\
体格检查	体征	口腔	舌面绛红色	是，否	\
体格检查	体征	口腔	舌面光滑	是，否	\

数据集名称	模块名称	子模块名称	数据元名称	值域	单位
体格检查	体征	口腔	舌菌状乳头肿大	有，无	\
体格检查	体征	口腔	舌背丝状乳头萎缩	有，无	\
体格检查	体征	口腔	舌背裂纹	有，无	\
体格检查	体征	口腔	舌背菌状乳头萎缩	有，无	\
体格检查	体征	口腔	舌背干燥	是，否	\
体格检查	体征	口腔	舌体硬	是，否	\
体格检查	体征	口腔	舌体肿大	是，否	\
体格检查	体征	口腔	舌体肿大对称	是，否	\
体格检查	体征	口腔	舌体肿大广泛	是，否	\
体格检查	体征	口腔	舌体突出口外	是，否	\
体格检查	体征	口腔	舌体胖大	是，否	\
体格检查	体征	口腔	舌质暗红	是，否	\
体格检查	体征	口腔	菌状乳头充血	是，否	\
体格检查	体征	口腔	地图舌样改变	是，否	\
体格检查	体征	口腔	裂纹舌样改变	是，否	\
体格检查	体征	口腔	舌活动度减退	是，否	\
体格检查	体征	口腔	舌尖充血	是，否	\
体格检查	体征	口腔	舌面亮红色	是，否	\
体格检查	体征	口腔	舌缘充血	是，否	\
体格检查	体征	口腔	全舌发红	是，否	\

数据集名称	模块名称	子模块名称	数据元名称	值域	单位
体格检查	体征	口腔	舌系带增厚僵硬	是，否	\
体格检查	体征	口腔	舌系带无弹性	是，否	\
体格检查	体征	口腔	腮腺肿块	有，无	\
体格检查	体征	口腔	软腭黏膜充血	有，无	\
体格检查	体征	口腔	黏膜散在性瘀点	有，无	\
体格检查	体征	口腔	黏膜点状红斑	有，无	\
体格检查	体征	口腔	糜烂	有，无	\
体格检查	体征	口腔	麻疹黏膜斑	有，无	\
体格检查	体征	口腔	溃疡	有，无	\
体格检查	体征	口腔	口腔黏膜弥漫性充血	有，无	\
体格检查	体征	口腔	颊部肿块	有，无	\
体格检查	体征	口腔	灰白色假膜撕去后创面出血	有，无	\
体格检查	体征	口腔	灰白色假膜部位	\	\
体格检查	体征	口腔	灰白色假膜不易拭去	是，否	\
体格检查	体征	口腔	灰白色假膜边缘清晰	是，否	\
体格检查	体征	口腔	灰白色假膜	有，无	\
体格检查	体征	口腔	坏死性溃疡	是，否	\
体格检查	体征	口腔	红色杨梅舌	是，否	\
体格检查	体征	口腔	充血发红	有，无	\
体格检查	体征	口腔	猖獗性龋齿	是，否	\

数据集名称	模块名称	子模块名称	数据元名称	值域	单位
体格检查	体征	口腔	舌炎	是，否	\
体格检查	体征	口腔	草莓舌	是，否	\
体格检查	体征	口腔	白色杨梅舌	是，否	\
体格检查	体征	口腔	扁桃体红肿	是，否	\
体格检查	体征	腹部触诊	右下腹轻压痛	是，否	\
体格检查	体征	口腔	口角皮肤湿白	是，否	\
体格检查	体征	口腔	口角糜烂	是，否	\
体格检查	体征	口腔	口角皲裂	是，否	\
体格检查	体征	口腔	口角结痂	是，否	\
体格检查	体征	口腔	口咽黏膜萎缩	是，否	\
体格检查	体征	口腔	灰黑色坏疽样溃疡	是，否	\
体格检查	体征	口腔	坏死性口炎	是，否	\
体格检查	体征	口腔	唇部颜色	鲜红色，火红色，暗紫色，正常	\
体格检查	体征	口腔	唇炎部位	上唇，下唇	\
体格检查	体征	口腔	唇部肿胀	是，否	\
体格检查	体征	口腔	唇部烧灼感	是，否	\
体格检查	体征	口腔	唇部刺痛	是，否	\
体格检查	体征	口腔	牙周炎	是，否	\
体格检查	体征	口腔	牙周脓肿	是，否	\
体格检查	体征	口腔	不规则溃疡	是，否	\

数据集名称	模块名称	子模块名称	数据元名称	值域	单位
体格检查	体征	口腔	糜烂形态	不规则，圆形，椭圆形	\
体格检查	体征	口腔	牙龈暗紫色	是，否	\
体格检查	体征	口腔	牙龈炎	是，否	\
体格检查	体征	口腔	牙龈缘肉芽组织样	是，否	\
体格检查	体征	口腔	牙龈质地松软	是，否	\
体格检查	体征	口腔	牙龈颜色暗红	是，否	\
体格检查	体征	口腔	牙结石	是，否	\
体格检查	体征	口腔	创口愈合迟缓	是，否	\
体格检查	体征	口腔	颌骨感染	是，否	\
体格检查	体征	口腔	颌周感染	是，否	\
体格检查	体征	口腔	双颌下区肿大	是，否	\
体格检查	体征	口腔	双颌下区变硬	是，否	\
体格检查	体征	口腔	双颌下区肿大、边界不清	是，否	\
体格检查	体征	口腔	颏下区肿大	是，否	\
体格检查	体征	口腔	颏下区变硬	是，否	\
体格检查	体征	口腔	颏下区肿大、边界不清	是，否	\
体格检查	体征	口腔	咬肌活动度减退	是，否	\
体格检查	体征	唾液腺触诊	疼痛	是，否	\
体格检查	体征	唾液腺触诊	导管口无唾液分泌	是，否	\
体格检查	体征	唾液腺触诊	导管口雪花样唾液	是，否	\

数据集名称	模块名称	子模块名称	数据元名称	值域	单位
体格检查	体征	唾液腺触诊	导管口流脓液	是，否	\
体格检查	体征	口腔	口角炎	是，否	\
体格检查	体征	腹部触诊	乙状结肠痉挛	是，否	\
体格检查	体征	腹部触诊	降结肠痉挛	是，否	\
体格检查	体征	腹部触诊	腹部压痛明显	是，否	\
体格检查	体征	腹部触诊	肝大	有，无	\
体格检查	体征	鼻部	鼻中隔穿孔	有，无	\
体格检查	体征	\	尿道炎	是，否	\
辅助检查	组织病理学检查	唇腺活检	腺泡萎缩消失	有，无	\
辅助检查	组织病理学检查	唇腺活检	密集淋巴细胞浸润	有，无	\
辅助检查	组织病理学检查	唇腺活检	淋巴细胞灶数量	\	个
辅助检查	组织病理学检查	唇腺活检	形成上皮-肌上皮岛	是，否	\
辅助检查	泪腺功能检测	\	Schirmers 试验	\	mm/5min
辅助检查	泪腺功能检测	\	角膜染色试验	阳性，阴性	\
辅助检查	唾液腺功能检测	\	唾液流量	\	ml/15min
辅助检查	唾液腺功能检测	\	腮腺造影	阳性，阴性	\
辅助检查	唾液腺功能检测	\	唾液腺同位素检查	阳性，阴性	\
辅助检查	影像学检查	心脏病损	心电图	\	\
辅助检查	影像学检查	心脏病损	胸部 X 线平片	\	\
辅助检查	影像学检查	心脏病损	超声心动图	\	\

数据集名称	模块名称	子模块名称	数据元名称	值域	单位
辅助检查	影像学检查	心脏病损	冠状动脉造影	\	\
辅助检查	影像学检查	心脏病损	多层螺旋 CT	\	\
辅助检查	细菌学检查	细菌培养及鉴定	白喉杆菌	阳性，阴性	\
辅助检查	细菌学检查	细菌培养及鉴定	A 组溶血性链球菌	阳性，阴性	\
辅助检查	多核巨细胞检查	涂片染色镜检	多核巨细胞	阳性，阴性	\
辅助检查	病毒检查	病毒分离	麻疹病毒	阳性，阴性	\
辅助检查	病毒检查	间接免疫荧光法	麻疹病毒抗原	阳性，阴性	\
辅助检查	骨髓涂片	\	R-S 细胞	是，否	\
辅助检查	X 线片检查	牙槽骨	牙槽骨吸收	是，否	\
辅助检查	检验	血常规	白细胞计数（WBC）	\	$\times 10^9/L$
辅助检查	检验	血常规	红细胞计数（RBC）	\	$\times 10^{12}/L$
辅助检查	检验	血常规	血红蛋白浓度（HGB）	\	g/L
辅助检查	检验	血常规	血细胞比容（HCT）	\	%
辅助检查	检验	血常规	平均红细胞体积（MCV）	\	fl
辅助检查	检验	血常规	平均红细胞血红蛋白含量（MCH）	\	pg
辅助检查	检验	血常规	平均红细胞血红蛋白浓度（MCHC）	\	g/L
辅助检查	检验	血常规	血小板计数（PLT）	\	$\times 10^9/L$
辅助检查	检验	血常规	淋巴细胞比值（LY%）	\	%
辅助检查	检验	血常规	单核细胞比例（MONO%）	\	%
辅助检查	检验	血常规	中性粒细胞比例（NEUT%）	\	%

数据集名称	模块名称	子模块名称	数据元名称	值域	单位
辅助检查	检验	血常规	淋巴细胞计数（LY）	\	×10⁹/L
辅助检查	检验	血常规	单核细胞计数（MONO）	\	×10⁹/L
辅助检查	检验	血常规	中性粒细胞计数（NEUT）	\	×10⁹/L
辅助检查	检验	血常规	红细胞分布宽度	\	%
辅助检查	检验	血常规	血小板体积分布宽度（PDW）	\	%
辅助检查	检验	血常规	平均血小板体积（MPV）	\	fl
辅助检查	检验	血常规	大血小板比例（P-LCR）	\	%
辅助检查	检验	尿常规	蛋白尿	有，无	\
辅助检查	检验	生化	C反应蛋白	\	mg/L
辅助检查	检验	生化	红细胞沉降率（ESR）	\	mm/h
辅助检查	检验	生化	血清免疫球蛋白IgG	\	g/L
辅助检查	检验	生化	血清免疫球蛋白IgM	\	g/L
辅助检查	检验	生化	血清免疫球蛋白IgA	\	g/L
辅助检查	检验	生化	血清免疫球蛋白IgE	\	g/L
辅助检查	检验	生化	麻疹病毒特异性IgM抗体检测	\	g/L
辅助检查	检验	生化	尿核黄素/肌酐测定	\	μg/g 肌酐
辅助检查	检验	生化	尿排泄负荷试验	\	μg/4h
辅助检查	检验	生化	红细胞谷胱甘肽还原酶活性系数测定	\	\
辅助检查	检验	生化	红细胞内烟酸脱氢酶（NAD）	\	\
辅助检查	检验	生化	血浆2-吡啶酮	\	\

数据集名称	模块名称	子模块名称	数据元名称	值域	单位
辅助检查	检验	生化	烟酸尿代谢产物 N′- 甲基烟酰胺	\	\
辅助检查	检验	生化	白细胞维生素 C 含量	\	\
辅助检查	检验	生化	血清维生素 C 浓度	\	\
辅助检查	检验	生化	血糖测定	\	mmol/L
辅助检查	检验	生化	糖耐量试验（OGTT）	\	\
辅助检查	检验	生化	糖化血红蛋白（GHbA1）	\	\
辅助检查	检验	生化	血浆 ACTH 水平测定	\	\
辅助检查	检验	生化	24h 尿游离 17- 羟皮质类固醇测定	\	\
辅助检查	检验	生化	抗 SSA 抗体	阳性，阴性	
辅助检查	检验	生化	抗 SSB 抗体	阳性，阴性	
辅助检查	检验	生化	AST	\	U/L
辅助检查	检验	生化	ALT	\	U/L
诊断	血液系统疾病	\	缺铁性贫血	是，否	\
诊断	血液系统疾病	\	巨幼细胞贫血	是，否	\
诊断	血液系统疾病	\	再生障碍性贫血	是，否	\
诊断	血液系统疾病	\	白细胞减少	是，否	\
诊断	血液系统疾病	\	粒细胞缺乏症	是，否	\
诊断	血液系统疾病	\	白血病	是，否	\

数据集名称	模块名称	子模块名称	数据元名称	值域	单位
诊断	血液系统疾病	\	淋巴瘤	是，否	\
诊断	血液系统疾病	\	特发性血小板减少性紫癜	是，否	\
诊断	消化系统疾病	\	溃疡性结肠炎	是，否	\
诊断	消化系统疾病	\	克罗恩病	是，否	\
诊断	自身免疫性疾病	\	干燥综合征	是，否	\
诊断	自身免疫性疾病	\	川崎病	是，否	\
诊断	传染性疾病	\	猩红热	是，否	\
诊断	传染性疾病	\	麻疹	是，否	\
诊断	传染性疾病	\	白喉	是，否	\
诊断	内分泌系统疾病	\	糖尿病	是，否	\
诊断	内分泌系统疾病	\	库欣综合征	是，否	\
诊断	维生素缺乏症	\	维生素 B_2 缺乏症	是，否	\
诊断	维生素缺乏症	\	烟酸缺乏症	是，否	\
诊断	维生素缺乏症	\	维生素 C 缺乏症	是，否	\
诊断	代谢性疾病	\	淀粉样变性	是，否	\
治疗	全身（用药）	铁剂	硫酸亚铁	是，否	\
治疗	全身（用药）	维生素	维生素 C	是，否	\
治疗	全身（用药）	维生素	叶酸	是，否	\
治疗	全身（用药）	维生素	维生素 B_{12}	是，否	\
治疗	全身（用药）	维生素	维生素 B_4	是，否	\

数据集名称	模块名称	子模块名称	数据元名称	值域	单位
治疗	全身（用药）	维生素	复合维生素 B	是，否	\
治疗	全身（用药）	维生素	维生素 K_1	是，否	\
治疗	全身（用药）	维生素	维生素 K_3	是，否	\
治疗	全身（用药）	抗生素	阿莫西林	是，否	\
治疗	全身（用药）	抗生素	头孢拉定	是，否	\
治疗	全身（用药）	抗生素	头孢羟氨苄	是，否	\
治疗	全身（用药）	抗生素	头孢呋辛酯	是，否	\
治疗	全身（用药）	抗生素	替硝唑	是，否	\
治疗	全身（用药）	抗生素	奥硝唑	是，否	\
治疗	全身（用药）	抗生素	甲硝唑	是，否	\
治疗	全身（用药）	细胞因子	重组人粒细胞集落刺激因子	是，否	\
治疗	全身（用药）	细胞因子	重组人粒细胞-巨噬细胞集落刺激因子	是，否	\
治疗	全身（用药）	半胱氨酸衍生物	利血生	是，否	\
治疗	全身（用药）	盐酸小檗胺	升白胺	是，否	\
治疗	全身（用药）	无机化合物	碳酸锂	是，否	\
治疗	全身（用药）	糖皮质激素	氢化可的松	是，否	\
治疗	全身（用药）	糖皮质激素	泼尼松	是，否	\
治疗	全身（用药）	糖皮质激素	地塞米松	是，否	\
治疗	全身（用药）	免疫球蛋白	丙种球蛋白	是，否	\
治疗	全身（用药）	解热镇痛药	阿司匹林	是，否	\

数据集名称	模块名称	子模块名称	数据元名称	值域	单位
治疗	全身（用药）	糖皮质激素	地塞米松	是，否	\
治疗	全身（用药）	\	白喉抗毒素注射	是，否	\
治疗	局部（用药）	抗菌类含漱液	碳酸氢钠含漱液	是，否	\
治疗	局部（用药）	抗菌类含漱液	西吡氯铵含漱液	是，否	\
治疗	局部（用药）	抗菌类含片	西吡氯铵含片	是，否	\
治疗	局部（用药）	抗菌类含漱液	氯己定含漱液	是，否	\
治疗	局部（用药）	抗菌类含漱液	聚维酮碘含漱液	是，否	\
治疗	局部（用药）	激素	肾上腺素	是，否	\
治疗	局部（用药）	中成药	云南白药	是，否	\
治疗	局部（用药）	镇痛类药物	利多卡因凝胶	是，否	\
治疗	局部（用药）	镇痛类药物	苯左卡因凝胶	是，否	\
治疗	局部（用药）	促进愈合类药物	重组人表皮生长因子	是，否	\
治疗	局部（用药）	促进愈合类药物	重组牛碱性成纤维细胞生长因子	是，否	\
治疗	局部（用药）	糖皮质激素类药物	地塞米松软膏	是，否	\
治疗	局部（用药）	糖皮质激素类药物	曲安奈德口腔软膏	是，否	\
治疗	局部（用药）	其他局部制剂	氨来呫诺糊剂	是，否	\
治疗	局部（用药）	局部封闭	醋酸曲安奈德注射液	是，否	\
治疗	局部（用药）	局部封闭	醋酸泼尼松龙注射液	是，否	\
治疗	局部（用药）	\	牙周塞治剂	是，否	\
治疗	局部（用药）	溶液	1% 依沙吖啶溶液	是，否	\

数据集名称	模块名称	子模块名称	数据元名称	值域	单位
治疗	局部（其他）	\	吸收性明胶海绵	是，否	\
治疗	局部（其他）	\	淀粉酶纱布	是，否	\
治疗	其他	\	血液科治疗	是，否	\
治疗	其他	\	血液科具体治疗措施	\	\
治疗	对症治疗	\	人工泪液	是，否	\
治疗	对症治疗	\	人工唾液	是，否	\
手术信息	气管切开术	\	\	是，否	\
手术信息	气管插管	\	\	是，否	\

12. 口腔黏膜色素异常

模块名称	参考标准
12. 口腔黏膜色素异常	《口腔黏膜病学》，第 5 版，人民卫生出版社 《内科学》，第 9 版，人民卫生出版社 《诊断学》，第 9 版，人民卫生出版社

数据集名称	模块名称	子模块名称	数据元名称	值域	单位
现病史	症状	起病相关情况	病变范围	局限口腔，全身性	\
现病史	症状	起病相关情况	病变部位	唇红，唇，牙龈，颊，腭，舌，口周，颜面，颈部，躯干部，四肢，其他	\
现病史	症状	起病相关情况	发病性质（总体特征）	急性，慢性，季节性	\
现病史	症状	起病相关情况	发病性质（短期特征）	一过性，持续性，间歇性，复发性，其他	\
现病史	症状	自觉症状	\	是，否	\
现病史	症状	斑片	\	是，否	\
现病史	症状	斑片	颜色	棕色，黑色，棕黑色，褐色，蓝黑色，暗棕色，其他	\
现病史	症状	斑片	形状	圆形，椭圆形，点状，片状	\
现病史	症状	斑片	直径	＜1，＞1	cm
现病史	症状	斑片	扁平不隆起	是，否	\

数据集名称	模块名称	子模块名称	数据元名称	值域	单位
现病史	症状	色素脱失	\	是，否	\
现病史	症状	色素脱失	分布	对称分布，单侧分布	\
现病史	症状	色素脱失	乳白色	是，否	\
辅助检查	组织病理学检查	\	黑素细胞数目	增多，不变，减少	\
辅助检查	组织病理学检查	\	黑素颗粒增多	是，否	\
辅助检查	组织病理学检查	\	黑素细胞密度降低	是，否	\
辅助检查	组织病理学检查	\	周围处黑素细胞体积异常增大	是，否	\
既往史	系统性疾病	\	\	色素沉着息肉综合征，原发性慢性肾上腺皮质功能减退症，多发性骨纤维不良，黑棘皮病，血红蛋白沉着症，胆红素沉着症	\
既往史	家族史	\	家族遗传性	是，否	\
体格检查	体征	口腔黏膜（视诊）	病变部位	唇红，牙龈，颊，腭，舌，其他	\
体格检查	体征	口腔黏膜（视诊）	斑片	有，无	\
体格检查	体征	口腔黏膜（视诊）	斑片颜色	棕色，黑色，棕黑色，褐色，蓝黑色，暗棕色，其他	\
体格检查	体征	口腔黏膜（视诊）	斑片形状	圆形，椭圆形，点状，片状	\
体格检查	体征	口腔黏膜（视诊）	斑片大小	/	cm
体格检查	体征	口腔黏膜（视诊）	斑片扁平不隆起	是，否	\
体格检查	体征	口周皮肤（视诊）	病变部位	口周皮肤，唇红，其他	\
体格检查	体征	口周皮肤（视诊）	色素脱失斑	是，否	\
体格检查	体征	口周皮肤（视诊）	边缘不规则	是，否	\
体格检查	体征	口周皮肤（视诊）	边缘色素沉着环	是，否	\
体格检查	体征	口周皮肤（视诊）	口周环形病损直径	＜1，＞1	cm

12.

口腔黏膜色素异常

数据集名称	模块名称	子模块名称	数据元名称	值域	单位
诊断	临床诊断	\	黏膜黑斑	是，否	\
诊断	临床诊断	\	白癜风	是，否	\
治疗	\	\	无需治疗	是，否	\
治疗	药物治疗	\	给药途径	口服（po），局部注射，含漱，外用	\
治疗	药物治疗	\	给药频次	1 次 / 日（qd），2 次 / 日（bid）， 3 次 / 日（tid），其他	\
治疗	全身用药	\	8- 甲氧补骨脂素	是，否	\
治疗	全身用药	\	三甲基补骨脂素	是，否	\
治疗	全身用药	免疫抑制剂	氮芥乙醇	是，否	\
治疗	全身用药	皮质激素类药物	泼尼松	是，否	\
治疗	全身用药	皮质激素类药物	泼尼松龙	是，否	\
治疗	局部涂抹	免疫抑制剂乳膏	他克莫司软膏	是，否	\
治疗	局部涂抹	免疫抑制剂乳膏	吡美莫司软膏	是，否	\
治疗	手术治疗	\	自体表皮移植	是，否	\

参考文献

陈谦明，2020. 口腔黏膜病学 [M]. 第 5 版 . 北京：人民卫生出版社 .

葛均波，徐永健，王辰，2018. 内科学 [M]. 第 9 版 . 北京：人民卫生出版社 .

国家卫生计生委，2014. 关于发布《电子病历基本数据集第 1 部分：病例概要》等 20 项卫生行业标准的通告（国卫通〔2014〕5 号）[EB/OL].（2014-06-19）
[2021-09-13].http：//www.nhc.gov.cn/fzs/s7852d/201406/a14c0b813b844c9dbd113f126fa9cb17.shtml.

国家药典委员会，2015. 中华人民共和国药典 [M]. 北京：中国医药科技出版社 .

万学红，卢雪峰，2018. 诊断学 [M]. 第 9 版 . 北京：人民卫生出版社 .

张学军，2013. 皮肤性病学 [M]. 第 8 版 . 北京：人民卫生出版社 .

中华人民共和国卫生部，2012. WS 370-2012 卫生信息基本数据集编制规范 [EB/OL].（2012-03-15）[2021-09-13]. http：//www.nhc.gov.cn/cms-search/xxgk/
getManuscriptXxgk.htm?id=54355.

中华人民共和国卫生部，国家中医药管理局，2010. 电子病历基本架构与数据标准（试行）[EB/OL].（2010-12-31）[2021-09-13]. http：//www.nhc.gov.cn/bgt/
s6718/200912/45414.shtml.

Boone KW，2011. The HL7 Clinical Document Architecture[M]. London：Springer.

Regenstrief 研究院，2017. 观测指标标识符逻辑命名与编码系统（Logical Observation Identifiers Names and Codes，LOINC）[EB/OL].（2021-06）[2021-09-13].
http：//loinc.org/.

World Health Organization Collaborating Centre for Drug Statistics Methodology，2013. Guidelines for ATC classification and DDD assignment[EB/OL].（2021-01）
[2021-09-13]. http：//www.whocc.no/.